südwest

Hans Wagner

Gesund mit **Schüßler**-Salzen

Schüßler-Salze typgerecht eingesetzt
bei Erwachsenen und Kindern

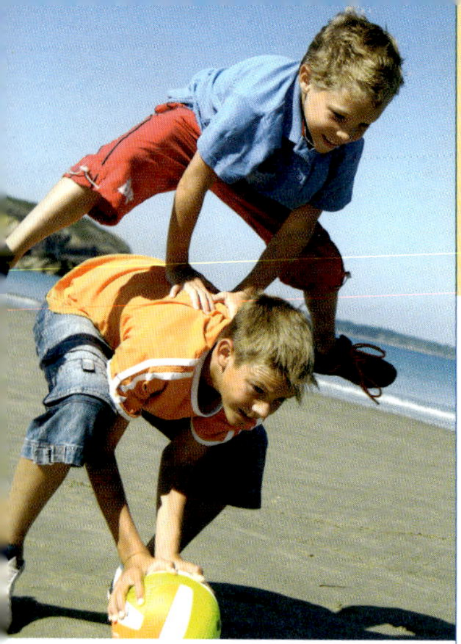

Da sie keinerlei Nebenwirkungen haben, sind die Schüßler-Salze für die Behandlung von Kinderkrankheiten besonders gut geeignet.

Inhalt

Zwölf Salze für die Gesundheit 4

Warum Schüßler-Salze? 5

Welche Salze müssen es sein? 5

Fasziniert von der Homöopathie 6

So wirken die Mineralsalze 10

Der Unterschied zur Homöopathie 11

Schüßler und seine Lehrsätze 12

Schüßler-Salze gehören in die Hausapotheke 17

Die zwölf Mineralsalze nach Schüssler 18

Das Angebot 19

Die entscheidenden Wirkungsweisen 19

Schüßler-Salze typgerecht anwenden 26

Seine Gesundheit verantworten 27

Was ist ein Konstitutionstyp? 27

Konstitution und Typenlehre 29

Was die Augen verraten 32

Der Teint als Diagnosehilfe 33

Antlitzdiagnose 34

Die Konstitutionslehre der Biochemie 35

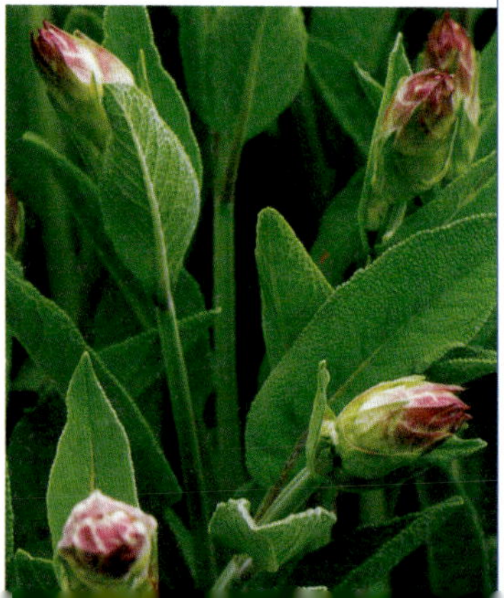

Heilkräuter, wie hier der Salbei, sind reich an ätherischen Ölen, Bitterstoffen und hochwertigen Mineralsalzen. Sie unterstützen damit sehr gut das biochemische Konzept von Schüßler.

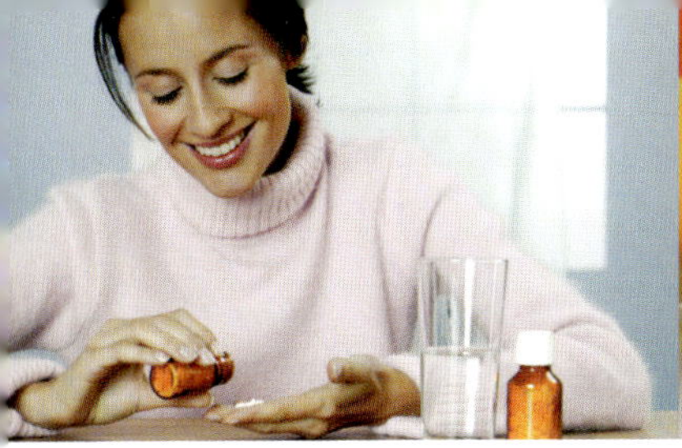

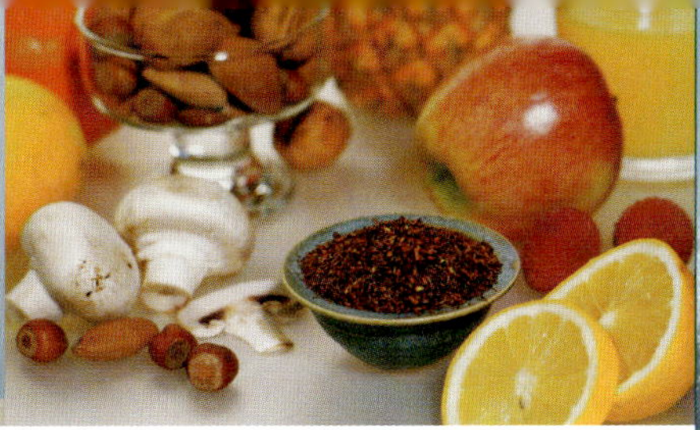

Bestimmung Ihres Konstitutionstyps 38

Konstitutionstypen und ihre Merkmale 39

Wichtige Hinweise für die Einnahme 50

Akute Beschwerden heilen – von A bis Z 52

Symptome und dafür geeignete Salze 53

Kinder heilen mit Schüßler-Salzen 72

Typgerechte Anwendung bei Kindern 73

Besondere Einnahmeformen 73

Die wichtigsten Salze bei Beschwerden 75

Was Kindern gut tut 75

Die Weiterentwicklung der Lehre 78

Die Ergänzungsmittel 79

Die biochemischen Salben 81

Schüßler-Salze und Heilkräuter 85

Register 93

Impressum 96

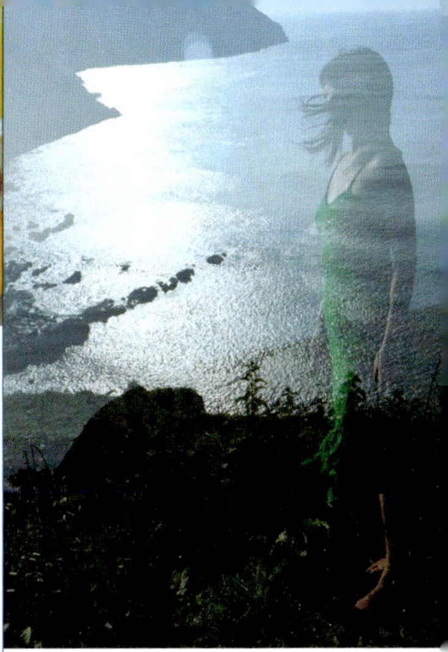

Die mineralreichen Schüßler-Salze lindern viele Beschwerden und unterstützen den Heilprozess zahlreicher Krankheiten.

Äußerlich zum Verwechseln ähnlich, jedoch von unterschiedlicher Wirkung – die biologischen Ergänzungsmittel. Zwölf Salze mit den Nummern 13 bis 24 und zwölf Salben wurden zusätzlich entwickelt.

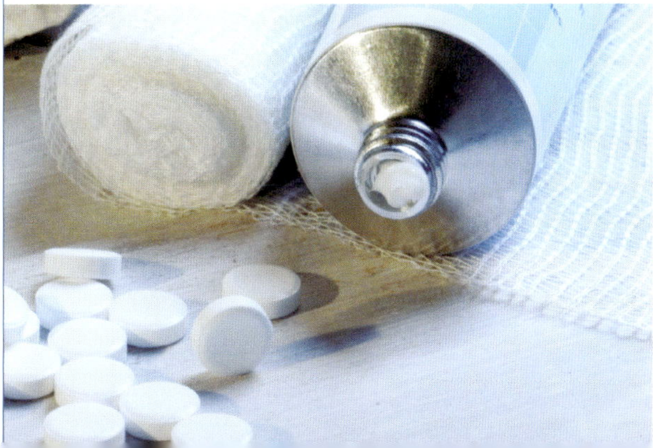

Zwölf Salze für die Gesundheit

Wie wichtig Mineralstoffe für unsere Gesundheit sind, wurde erst Ende des 19. Jahrhunderts von dem niederländischen Forscher Jakob Moleschott entdeckt. Auf dieser Grundlage führte der Arzt Wilhelm Heinrich Schüßler aus Oldenburg eigene Forschungen durch und entwickelte schließlich ein spezielles Heilsystem: die »Biochemie«. Entsprechend den von Schüßler erkannten Konstitutionstypen kann heute jeder selbst bestimmen, welche Salze besonders wichtig für ihn sind, und sich damit behandeln.

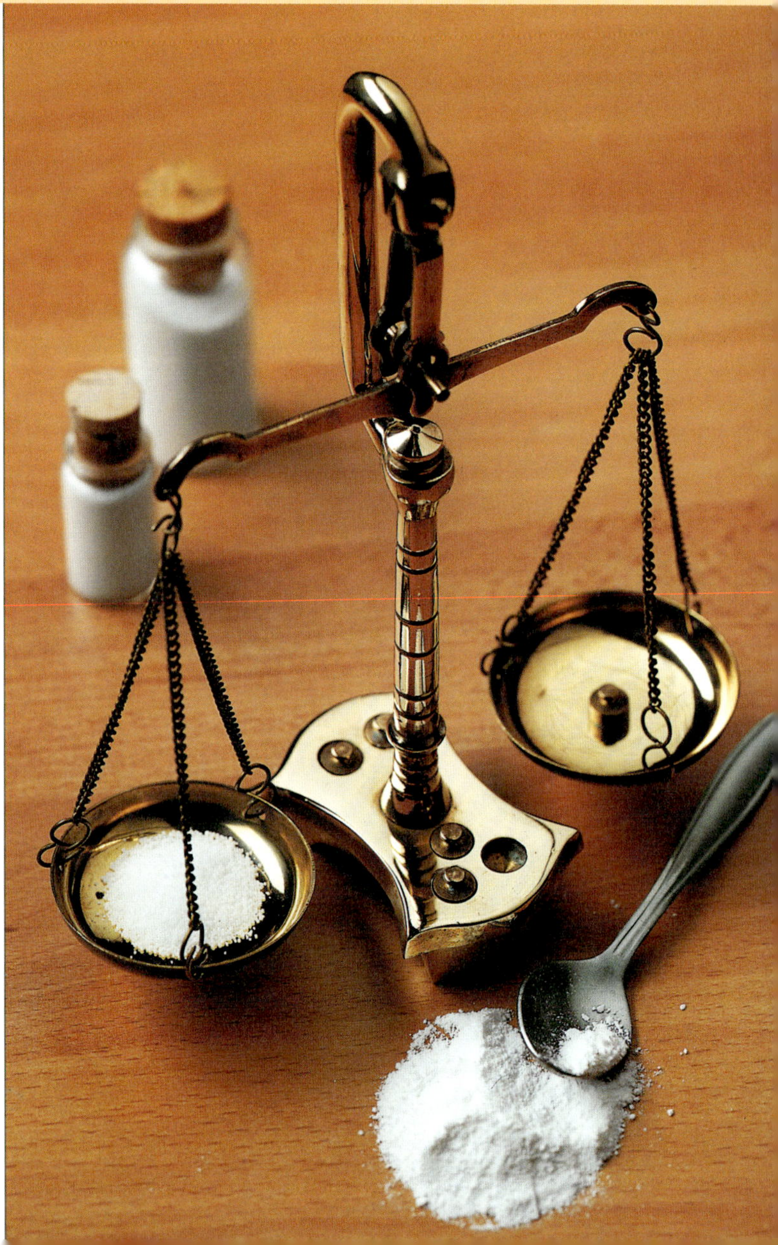

Warum Schüßler-Salze?

Der holländische Wissenschaftler Jakob Moleschott hatte erkannt, dass der Mensch nur dann gesund bleibt, wenn er die für das Leben seiner Zellen erforderlichen Mineralstoffe stets in der richtigen Menge und im richtigen Verhältnis aufnimmt. Der deutsche Arzt Dr. Wilhelm Heinrich Schüßler entwickelte, aufbauend auf dieser Erkenntnis, seine sensationelle Therapie: die biochemische Heilbehandlung mit Salzen.

Welche Salze müssen es sein?

Schüßler wertete in jahrelanger Arbeit die Ergebnisse von Blutuntersuchungen aus. Schließlich untersuchte er sogar die Asche von Leichen, die in Krematorien verbrannt worden waren. Er entdeckte, dass der Lebenssaft des Menschen und seine verschiedenen Gewebe, Knochen und Organe jeweils unterschiedliche Anteile an den einzelnen Mineralsalzen aufwiesen. In einem Punkt aber blieben sich die Ergebnisse stets gleich: Es kamen immer 12 bestimmte mineralische Verbindungen vor, unabhängig davon, wessen Blut oder Asche untersucht wurde. Daraus schloss er, dass diese 12 Mineralverbindungen für den menschlichen Organismus lebensnotwendig (essentiell) seien, dass ihr Mangel Krankheiten verursachen, ihre Zuführung diese Krankheiten aber auch heilen könne. Damit war das Therapiekonzept geboren.

Dass das angeblich gesundheitsschädliche Salz gut für die Gesundheit sein soll, ist zunächst verblüffend. Tatsächlich wäre aber ohne Salz kein Leben möglich. In der therapeutischen Anwendung kommt es auf die Dosis und das richtige Salz an. Statt einfach nur um Salze handelt es sich hier um Mineralsalze und Mineralstoffe.

Der alternative Mediziner

Wilhelm Heinrich Schüßler wurde 1821 in Bad Zwischenahn bei Oldenburg geboren. Anfänglich war er als Sprachlehrer tätig. Mit 32 Jahren schrieb er sich in Paris für das Medizinstudium ein. Nach einigen Semestern wechselte er an die Universität in Berlin und promovierte schließlich in Gießen. Danach

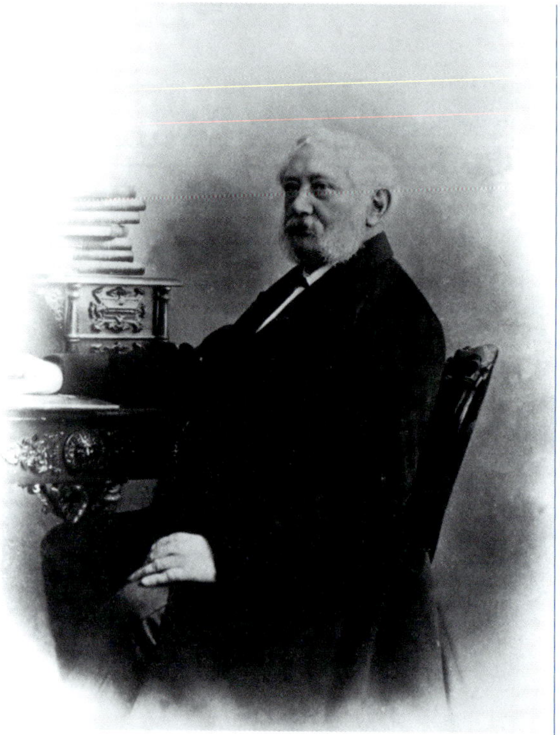

Der Arzt Wilhelm Heinrich Schüßler, 1821 in Bad Zwischenahn bei Oldenburg geboren, erforschte und beschrieb die heilsame Wirkung von Mineralsalzen.

ließ er sich in seiner alten Heimat Oldenburg nieder und eröffnete eine eigene Praxis als Allgemeinarzt, Wundarzt und Geburtshelfer.

Fasziniert von der Homöopathie

Großen Eindruck hatte auf Schüßler schon immer die Therapie des Arztes Christian Friedrich Samuel Hahnemann gemacht, der zwei Jahrzehnte vor ihm nach Paris gegangen war und dort eine große Praxis betrieben hatte. Die Methode Hahnemanns bezeichnete man seit 1807 als »Homöopathie«. Ihre Grundlage war und ist die »Ähnlichkeitsregel«. Sie lautet: »Ähnliches wird durch Ähnliches geheilt«. Demnach kann man eine Substanz, die eine Krankheit auslöst, erfolgreich zur Heilung einer ähnlichen Krankheit einsetzen, wenn man diese Substanz in möglichst kleinen Dosierungen verabreicht. Dazu wird sie stark verdünnt oder – in der Sprache der Homöopathen ausgedrückt – »potenziert«. Zur Verdünnung werden nach Hahnemann Wasser, Alkohol und Milchzucker verwendet. Die Verdünnungsstufen reichen von 1:10 (1 Teil des Stoffes wird in 10 Teilen Verdünnungsmittel gelöst) bis zu der schier unvorstellbaren Stufe von 1:1000 000 000 000 (eins zu einer Billion). Für seine Mineralsalztherapie hat Schüßler diese Potenzierungen übernommen. Aber er hat quasi aufgeräumt mit den unüberschaubar vielen Mitteln, die in der Homöopathie gebräuchlich sind.

Nur ein Dutzend Salze

Schüßler arbeitete ausschließlich mit den von ihm entdeckten zwölf Hauptsalzen, die er im menschlichen Organismus gefunden hatte. Sie mussten nun in eine Form gebracht werden, in der sie auch die erkrankten Zellen des Körpers erreichten. Kalium- und Magnesiumphosphat waren wichtig für die Muskelzellen, Eisen musste in Blutzellen transportiert werden, Natrium hatte sich als besonders bedeutsam für das Gehirn, die Geschlechtsorgane, das Herz und die Leber erwiesen.

Bei einer Verdünnungsstufe von 1:10 wird ein Teil des Stoffs in zehn Teilen Verdünnungsmittel gelöst, bei einer Verdünnungsstufe von 1:1000 000 000 000 in einer Billion Teilen.

Durchdringung der Zellmembranen

Da die Zellen im Körper jedoch von einer Schutzhaut, der Membran, umgeben sind, können Mineralsalze, die man zu sich nimmt, in dieser Form nicht ins Zellinnere gelangen, wo sie gebraucht werden. Aber durch die in der Homöopathie angewendeten Verdünnungen werden die Mineralstoffe so fein verteilt, dass sie die Schutzhülle zu durchdringen vermögen. Schüßler stellte deshalb aus seinen zwölf Mineralsalzen homöopathische Potenzen her, getreu seiner Erkenntnis: »Jedes Salz muss so verdünnt werden, dass es die Funktion gesunder Zellen nicht stört, aufgetretene Funktionsstörungen aber ausgleichen kann«. So gingen Mineraltherapie und Homöopathie eine Verbindung ein, und die Schüßler-Salze, so wie sie bis heute im Gebrauch sind, waren damit erfunden.

Die schnelle Resorption von Medikamenten über die Mundschleimhaut macht sich auch die Allopathie zunutze, z. B. bei Herzmedikamenten.

Schüßler-Salze wirken über die Schleimhaut

Durch die homöopathische Aufbereitung der Schüßler-Salze kann ihre Wirkung sofort nach dem ersten Kontakt mit dem Verdauungstrakt einsetzen, und der beginnt bekanntlich im Mund. Die Schleimhäute nehmen die verdünnten Heilsalze bereits hier auf. Sie gelangen zum größten Teil gar nicht in Magen und Darm, wo sie durch Magensäure und andere Verdauungssäfte verändert werden könnten.

Aufsehenerregende Erfolge

In seiner Praxis begann Schüßler, nachdem er von der Wirkung seiner homöopathischen Salze überzeugt war, mit therapeutischen Anwendungen. Bei einer Diphterieepidemie in Oldenburg behandelte er weit über 1000 Kinder mit der mineralischen Verbindung Kalium chloratum und erzielte damit tatsächlich sensationelle Heilerfolge. Auch auf weniger spektakulären Gebieten war er erfolgreich. So verabreichte er gegen Muskelkrämpfe das Salz Magnesium phosphoricum, das schon nach wenigen Augenblicken die Schmerzen abklingen ließ.

Der menschliche Körper besteht zu etwa 80 % aus Wasser, der Rest aus organischen Substanzen wie Fett, Eiweiß, Zucker und anorganischen Substanzen, das sind meist in Wasser gelöste Mineralstoffe.

Eine neue Volksmedizin war geboren

Die Erfolge Schüßlers sprachen sich rasch herum, und die Nachfrage nach seinen therapeutischen Salzen stieg stetig an. Schüßlers neue Heilmethode fand bald Eingang in die so genannte Volksmedizin. Heute sind die Schüßler-Salze fester Bestandteil vieler Therapiekonzepte. Wer sie anwendet, fühlt sich

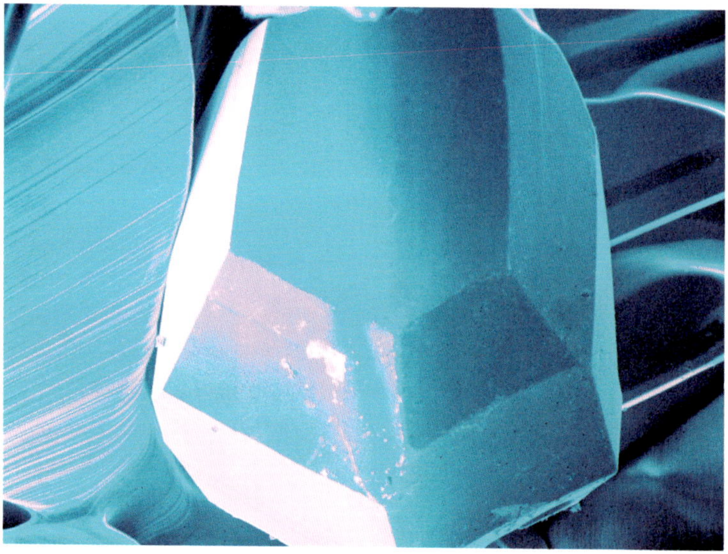

Die bizarre Schönheit und die herrlichen Farben eines Minerals entfalten sich erst unter dem Mikroskop. Hier ist Magnesium zu sehen.

Weshalb Schüßler-Salze immer wichtiger werden

Durch Stress, ungesunde Ernährungsweise, Genussgifte wie Nikotin, Koffein und Alkohol, aber auch infolge von zu viel Fleisch, Fett und Süßigkeiten entstehen große Mengen an Säuren in unserem Organismus. Der Körper wird regelrecht übersäuert. Wenn wir uns dazu noch wenig bewegen und selten ins Schwitzen kommen, werden diese Säuren nur mangelhaft abgebaut und ausgeschieden. Viele der verbreiteten Zivilisationskrankheiten haben hier ihre Ursachen. Durch die Aktivierung der zellulären Energie des Körpers kann man jedoch gegensteuern. Dank der biochemischen Therapie des Arztes Wilhelm Heinrich Schüßler haben wir eine ausgezeichnete Möglichkeit, genau diese Aktivierung zu erreichen. Sie verbessert den Stoffumsatz, regt die körpereigenen Abwehrkräfte an, stärkt also das Immunsystem und verbessert die Ausscheidung. Jedes der zwölf Salze ruft außerdem in Geist und Seele Wirkungen hervor, die wohltuend sind und gesund machen. Deshalb nimmt die Bedeutung der Therapie mit Schüßler-Salzen in den letzten Jahren auch deutlich wahrnehmbar zu.

rundum gesund, denn sie aktivieren die Selbstheilungskräfte des Körpers und machen widerstandsfähig.

Schüßlers biochemisches Heilsystem

Der Begriff Biochemie geht, wie eingangs erläutert, zurück auf Dr. Wilhelm Heinrich Schüßler. Er hat sein System, in welchem chemische und biologische Prozesse ineinandergreifen, selbst so genannt. Da die chemischen Verbindungen großen Einfluss auf die biologischen Abläufe in den Zellen ausüben, wie Schüßler herausgefunden hat, ist seine Bezeichnung »Biochemie« sehr zutreffend. Die moderne Chemie hat sie schließlich von ihm übernommen. Die von Schüßler eingesetzten chemischen Mineralverbindungen haben in der Sprache der Chemie lediglich etwas andere Namen. Schüßlers »Kalium chloratum«, um ein Beispiel zu nennen, wird in der Chemie »Kaliumchlorid« genannt.

Schüßlers grundlegendes Werk »Eine abgekürzte Therapie, begründet auf Histologie und Cellular Pathologie« erschien erstmals 1874. Darin beschrieb Schüßler die anorganischen Substanzen, die er als Funktionsmittel bezeichnete.

So wirken die Mineralsalze

Von Selbstheilung spricht die Alternativheilkunde, wenn sie davon ausgeht, dass der Körper aus eigener Kraft eine Erkrankung überwindet. Sie unterstützt diesen Prozess lediglich durch anregende Verfahren.

Mit Schüßler-Salzen wird nicht die Grundversorgung des Organismus mit Mineralsalzen gedeckt; diese wird über die Nahrungsaufnahme sichergestellt. Aber manchmal fehlt es eben an der Feinversorgung. Dr. Wilhelm Schüßler sprach von einer »Molekülverteilungs-Störung«. Der richtige Stoff ist nicht zur richtigen Zeit am richtigen Ort. Das können zum Beispiel Magnesium-Ionen sein, die dem Muskel nicht zur Verfügung stehen, obwohl die Ernährung genügend Magnesium zuführt. Wenn dies der Fall ist, kann es zu Schmerzen – bis hin zu Krämpfen – in der Muskulatur kommen. Mit dem in der Potenz D6 ungeheuer fein verteilten Magnesium phosphoricum lässt sich dieser Mangel »vor Ort« beheben. Die Magnesiumteilchen finden den Weg in die Muskelzellen, wo sie dringend gebraucht werden, und die Schmerzen verschwinden.

Sanfte Therapie mit schneller Wirkung

Bei den Schüßler-Salzen handelt es sich wie dargelegt um verdünnte Mineralstoffe. Das sind lebensnotwendige natürliche Substanzen ohne Nebenwirkungen. Es sind weder Medikamente noch Drogen. Die Schüßler-Salze sorgen durch ihre schnelle Aufnahme (Absorption) in der Zelle für die Wiederherstellung eines gestörten Mineralhaushaltes in diesem Bereich. Die Störung wird beseitigt, die Selbstheilungskräfte des Organismus können wieder aktiv werden.

Heilmittel in Tablettenform

Die von Wilhelm Heinrich Schüßler entwickelten Heilmittel werden überwiegend in Tablettenform verabreicht. Es gibt sie auch als Kügelchen oder als Tropfen, diese sind aber wenig gebräuchlich. Die in Milchzucker verrührten Mineralsalze bestehen mit Ausnahme von Silicea jeweils aus einem sauren und einem basischen Element. In den Bezeichnungen gibt der erste Begriff immer das basische Element an, der zweite das saure. Beispiel: Magnesium (basisch) phosphoricum (sauer). Die Verträglichkeit und die hohe Wirksamkeit der Schüßler-Salze beruhen auf dieser Ausgewogenheit. Würde man dem Körper hingegen in größeren Dosen reine Mineralsalze in unverdünnter Form zuführen, müsste man auf Dauer mit schädlichen und auch krankmachenden Ablagerungen rechnen. Die verdünnten Mineralkombinationen Schüßlers hingegen sind risikolos einzunehmen.

Der Unterschied zur Homöopathie

Wilhelm Heinrich Schüßler hat die zwölf Mineralsalze seines therapeutischen Konzeptes zwar, wie in der Homöopathie üblich, stark verdünnt (potenziert). Dennoch unterscheiden sich die Schüßler-Salze von klassischen homöopathischen Mitteln. In der Homöopathie wird ohne Zugabe einer stofflichen Substanz nur ein Reiz gesetzt, um die Selbstheilungskräfte im Organismus anzuregen. Schüßlers Mineralsalze hingegen wirken direkt, indem sie fehlende Stoffe ersetzen, wenn auch in verdünnter Form. Die eingenommenen Mittel sind dabei diejenigen, die dem Körper tatsächlich fehlen.

Nach Meinung Schüßlers ist Krankheit eine Folge des »Fehlens von Lebenssalzen«. In seinen Studien fand er heraus, dass chemische Mineralverbindungen die biologischen Abläufe in den Zellen beeinflussen. Sogar in Geist und Seele werden durch die 12 Mineralsalze des Lebens spezifische Wirkungen hervorgerufen, die man spüren und wiederholen kann.

Einnahme in kurzen Abständen

In der Homöopathie werden winzige Dosen eines potenzierten Giftes in großen Abständen gegeben, um den erwünschten Reiz zu bewirken. Die Schüßler-Salze muss man in kleinen Abständen einnehmen, damit möglichst viel von dem jeweils fehlenden Stoff an den Ort gelangt, an dem dieser Stoff gebraucht wird. Im Kapitel zur Anwendung der Schüßler-Salze finden Sie genaue Angaben darüber.

Neue Forschungen und Erfahrungen

Es gibt in der biochemischen Bewegung neuere Forschungen, die zusätzlich zum Ersatz fehlender Mineralstoffe im Organismus durch die Schüßler-Salze auch noch von der typischen homöopathischen Wirkung sprechen. Auch die Erfahrungen, die Naturheilärzte machen, bestätigen dies. Die potenzierten Salze lösen demnach auch Reize oder Impulse aus, die elektrochemische Veränderungen bewirken. Solche Prozesse versetzen den Organismus selbst wieder in die Lage, sich die fehlenden Mineralsalze aus der Nahrung zu holen, während er ohne diesen Reiz dazu nicht mehr fähig war und sie ungenutzt ausschied, was letztlich zu seiner Erkrankung geführt hat.

Die Potenz D1 bedeutet, dass ein Teil der Ausgangssubstanz mit neun Teilen Trägersubstanz vermischt wird. Die Potenz D2 wird erreicht, wenn ein Teil dieser D1-Potenz wieder mit neun Teilen Trägersubstanz vermischt wird.

Bewährt: die D6-Potenz

Die von Schüßler für seine Mineralsalze fast durchgehend verwendete Potenzierung D6 hat sich so sehr bewährt, dass sie auch heute noch von Pharmazeuten, Ärzten und Heilpraktikern als die Regel-Potenz anerkannt ist. Eine Ausnahme bilden lediglich die auch von Schüßler bereits anders potenzierten Mittel Calcium fluoratum, Ferrum phosphoricum und Silicea. Sie werden als D12-Potenz eingesetzt.

Schüßler und seine Lehrsätze

Dr. med. Wilhelm Heinrich Schüßler veröffentlichte seine wichtigen Erkenntnisse über die Biochemie vor nahezu 120 Jahren und konnte damit beträchtliches Aufsehen erregen. Er selbst ist 1898 gestorben. Auch in den bald 120 Jahren, die seither schon wieder vergangen sind, hat sich seine verblüffend wirksame Heilmethode klar behauptet. Die Lehrsätze, die er für sein biochemisches System hinterlassen hat, wurden inzwischen natürlich zeitgemäß und nachvollziehbar formuliert. Sie lauten:

1. Alle Krankheiten entstehen durch einen Mangel an ganz bestimmten essentiellen (lebensnotwendigen) Mineralstoffen.
2. Durch die Zuführung der fehlenden Stoffe wird der Mangel im Mineralhaushalt der Zellen ausgeglichen, und dadurch tritt Heilung ein.
3. Die Zuführung der Mineralstoffe darf nur in geringen Dosen erfolgen.
4. Die Mittel müssen so weit verdünnt werden, dass der Übertritt der Mineralstoffe durch die Schleimhäute der Mundhöhle, des Schlundes und der Speiseröhre direkt ins Blut erfolgen kann und die Mittel gar nicht in Magen und Darm gelangen.

Die Kraft der Mineralsalze

Der Mineralstoffhaushalt der Zellen ist im Krankheitsfall immer betroffen. Es gibt keine krankhafte physiologische Veränderung im menschlichen Organismus, die nicht mit einer Verschiebung des Mineralstoffhaushalts zusammenhängt. Das hatte Dr. Schüßler sowohl in seinen wissenschaftlichen Untersuchungen herausgefunden als auch in seiner Praxis immer wieder überprüft. Dabei war ihm durchaus bekannt, dass seine biochemische Therapie äußerst geringe, aber eben außerordentlich wichtige Substanzmengen im menschlichen Körper betrifft. Bei den lebensnotwendigen Mineralsalzen im menschlichen Blut und in den Zwischenzellflüssigkeiten handelt es sich ja auch um winzige Mengen. Zum Beispiel sind in 1000 Gramm Blutzellen nur 0,132 Gramm schwefelsaures Kalium (Kalium sulfuricum), 0,094 Gramm phosphorsaurer Kalk (Calcium phosphoricum) oder 0,06 Gramm phosphorsaures Magnesium (Magnesium phosphoricum) enthalten. Diese winzigen Mengen sind aber absolut lebenswichtig für den Zellstoffwechsel. Der gesamte menschliche Körper enthält nur 3 Gramm Eisen. Aber Eisenmangel kann zu schwersten Störungen der menschlichen Gesundheit führen.

Info

Die Zellmembran, ein dünnes, verformbares Häutchen, ist die in sich geschlossene, selektiv durchlässige äußere Begrenzung der Zellen. Ihre Funktionen sind sowohl Stoffaustausch als auch Reizbeantwortung.

Daran ist zu erkennen, dass einerseits minimale Einbußen im Mineralstoffhaushalt Krankheiten auslösen können. Und es wird deutlich, warum andererseits diese winzigen Mengen an Mineralsalzen, die durch die Tabletten des Wilhelm Heinrich Schüßler in den Körper gelangen, zur Gesundung führen können.

Bei der Potenzierung wird nicht nur das Verhältnis von Ausgangssubstanz und Trägersubstanz beachtet, sondern auch die Energie, die für den Mischvorgang aufgewendet wird: Die Potenz D1 bedeutet, dass die Ausgangssubstanz mit der Trägersubstanz durch zehn Schüttelschläge vermischt wurde.

Schnelle Wirkung

Es ist immer wieder verblüffend, wie rasch eine »Heiße Sieben« (10 Tabletten mit dem Salz Nummer 7, Magnesium phosphoricum, in einem halben Glas Wasser gelöst und langsam geschlürft) bei diversen Beschwerden, vor allem bei Muskelschmerzen hilft. Mit dem Salz Magnesium phosphoricum, hatte schon Schüßler spektakuläre Erfolge erzielt und sein Publikum verblüfft, weil bereits nach wenigen Augenblicken schlimme Schmerzen wie weggeblasen waren.

Weshalb die Reaktion schon im Mund beginnt

Wer schon einmal Hochprozentiges mit dem Strohhalm aufgesogen oder zum Spaß Sekt oder Wein aus einem Schälchen gelöffelt hat, der weiß um die unglaublich rasche Alkoholwirkung, die dadurch eintritt. Das kommt daher, dass der Alkohol sich bei diesem Vorgehen sehr stark im Mund verteilt, dort von den Schleimhäuten aufgesogen wird und direkt ins Blut gelangt. Werden alkoholische Getränke dagegen auf übliche Weise konsumiert, gelangt ein großer Teil ziemlich rasch in den Magen, wird durch den Magensaft verdünnt und tritt viel langsamer in die Blutbahn über. Die Schüßler-Salze, die man langsam im Mund zergehen lässt oder als »Heiße Sieben« schlürft, wirken letztlich wie das Beispiel von löffelweise genossenem Alkohol, nämlich sehr rasch. Ihre Hauptwirkung entfalten sie bereits im Mund. Genau diese Wirkung hat Schüßler schon vor 120 Jahren beschrieben.

Mineralien wie in einer Heilquelle

Die in hoher Verdünnung eingenommenen Schüßler-Salze haben verblüffende Ähnlichkeiten mit einem der ältesten Heilmittel der Menschheit: den mineralhaltigen Quellen. Im Wasser dieser natürlichen Heilquellen liegen die meisten der wirksamen Mineralien in Verdünnungsverhältnissen vor, die auch Schüßler in seinen Salzen vornimmt. 1: 100 000 (D6) sind ganz normale Werte für den Anteil der Heilsalze, die in natürlichen Mineralwässern vorkommen.

Aber nicht nur die Verdünnung in den Heilquellen stimmt mit den Schüßler-Salzen überraschend weitgehend überein, auch die Art der Mineralsalze ist die gleiche. Tatsächlich kommen genau die von Wilhelm Heinrich Schüßler in vielen Experimenten als besonders heilkräftig identifizierten Salze in allen Heilquellen vor.

Mineralstoffe in der Nahrung reichen nicht

Schüßler konnte seinen Patienten erklären, auf welche Weise die Mineralien in die Zellen gelangen. Er nannte ihnen die hohe Verdünnung wie in einer Heilquelle als Grund dafür. Durch diese Verdünnung können die gelösten Salze die Zellmembran durchdringen. Damit konnte der Arzt auch erklären, warum selbst eine ausgeglichene mineralstoffreiche Ernährung die Krankheiten oft nicht verhindern kann, die durch Mineralstoffmangel ausgelöst werden.

Die Mineralsalze sind gebunden

Es ist zwar richtig, dass die biochemischen Salze in unserer Nahrung durchaus vorhanden sind, aber eben nicht in reiner und freier Form. Ganz im Gegenteil: Sie sind in organischen Bindungen enthalten, im Fleisch, im Fisch, im Gemüse. Darin liegen sie fest und können nicht über die Mundschleimhäute in die Blutbahn gelangen. Sie werden erst auf dem Wege der Ver-

Info

Mineralstoffe stabilisieren das Skelett, als Elektrolyte in Körperflüssigkeiten halten sie den osmotischen Druck der Zelle aufrecht, sie sind Bestandteile von Enzymen und biologisch wirksamen organischen Verbindungen. Phosphor ist beispielsweise beteiligt am Aufbau von Knochen und Zähnen und regelt zugleich den Säure-Basen-Haushalt.

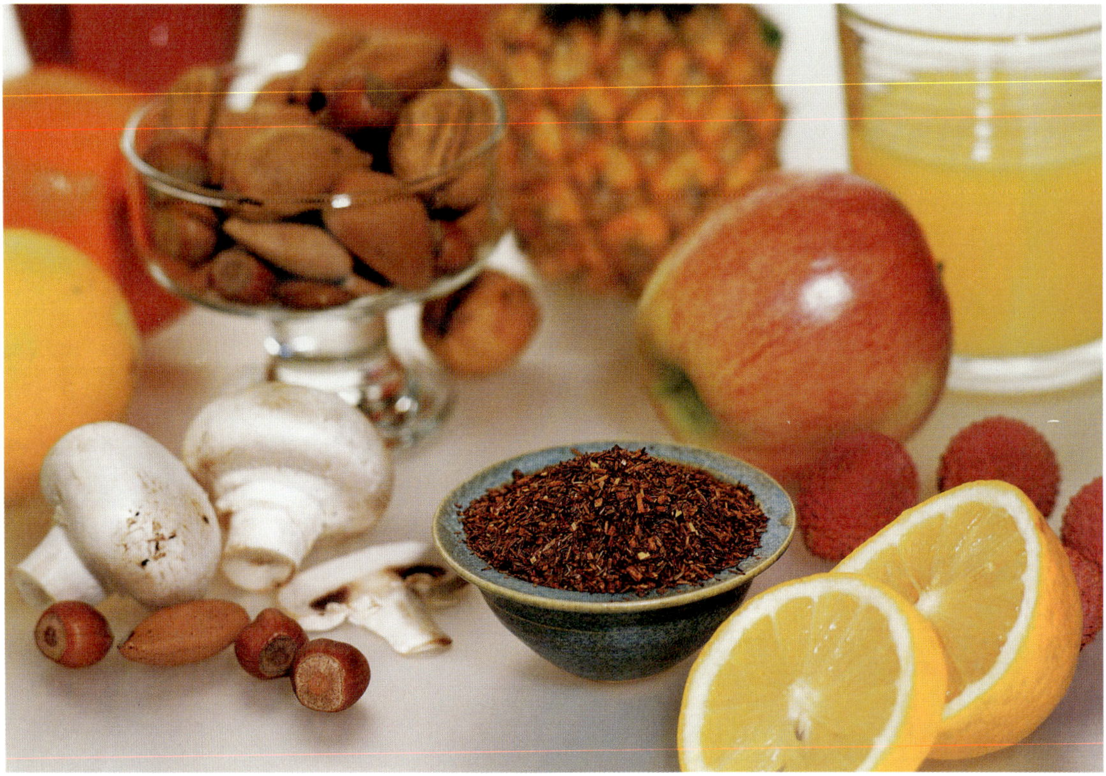

Trotz ausgewogener, gesunder und mineralstoffreicher Ernährung mit viel Gemüse, frischem Obst und Vollkornprodukten kann es zu Mangelerscheinungen im Mineralhaushalt kommen.

dauung herausgelöst und dadurch verändert. Auch das Kochsalz, mit dem die Gerichte gewürzt werden und das damit in freier Form in der Nahrung vorliegt, kann den Weg über die Schleimhäute nicht nehmen. Es ist viel zu sehr konzentriert, um durch die Zellwände zu diffundieren, das heißt aufgenommen zu werden.

Wie der Mangel entsteht

So wird verständlich, dass selbst eine mineralstoffreiche Ernährung einen Mangel in bestimmten Fällen bei einzelnen Organen nicht verhindern kann. Außerdem liegen nicht selten auch noch Verwertungsstörungen im Organismus vor. Am Ende steht dann die Erkrankung. Nimmt man nun verdünnte und somit zellverfügbare Mineralstoffe nach Schüßler zu sich, kann dieser Mangel auf unkomplizierte Weise behoben und die Krankheit geheilt werden.

Schüßler-Salze gehören in die Hausapotheke

Die Biochemie hilft, Krankheiten zu verhindern, und sie hilft Patienten, ihre Gesundheit wieder zu erlangen. Durch falsche Ernährung entstehen auch große Mengen an Säuren in unserem Organismus - der Körper wird regelrecht übersäuert. Durch die Aktivierung der zellulären Energie des Körpers können die Salze auch bei diesem Problem helfen.

Schüßler-Salze sollten deshalb in keiner Hausapotheke fehlen. Sie helfen in wirklich eindrucksvoller Weise vor allem bei Erkältungskrankheiten und Muskelschmerzen. Auch chronische und degenerative Leiden wie beispielsweise Arthrose, Rheuma, Schlafstörungen, Warzen oder auch Haarausfall können damit erfolgreich therapiert werden. Sehr gut wirken die Salze außerdem bei Prellungen und Quetschungen, bei Verdauungsproblemen und nervösen Leiden. So ist wirklich verständlich, dass die Bedeutung der Therapie deutlich zunimmt.

Auch wer sich bewusst gesund ernährt, kann seinen Mineralstoffbedarf nicht immer ausreichend decken. Oft gelingt es dem Organismus nicht, die mit der Nahrung zugeführten Mineralstoffe zu lösen und sie optimal verfügbar zu machen.

Die zwölf Mineralsalze nach Schüßler

Die Zellen des menschlichen Körpers erhalten mit der biochemischen Therapie im Bedarfsfall – zum Beispiel bei einer Erkrankung oder auch vorbeugend – wertvolle Hilfe. Durch ihre hohe Verdünnung gelangen die Mineralstoff-Potenzen genau dorthin, wo der Körper sie nun dringend braucht.

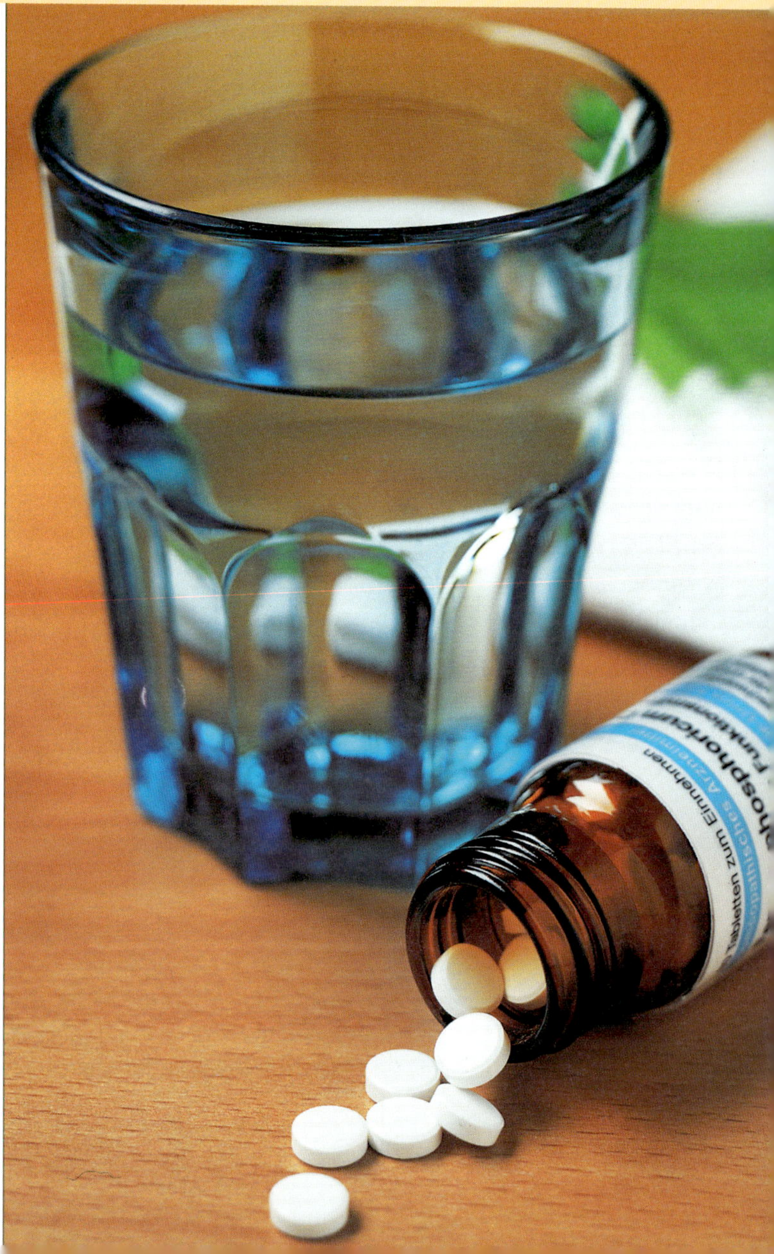

Das Angebot

Schüßler-Salze werden in verschiedenen Packungsgrößen angeboten. Man erhält sie in Apotheken oder bei einem der vielen biochemischen Vereine, die es in fast jeder größeren Stadt in Deutschland gibt, oder über das Internet. Die Tabletten sind abgepackt zu 80, 150 und sogar 1000 Stück.

Die entscheidenden Wirkungsweisen

Nachfolgend werden nun die hauptsächlichen Wirkungsweisen der zwölf Salze dargestellt. Dabei erfahren Sie, wo diese im menschlichen Organismus hauptsächlich vorkommen und welches ihre wichtigsten Wirkungen sind.

Salz Nr. 1: Calcium fluoratum D12 (Elastizitätsmittel)

Das Mineral kommt in der Natur als »Flussspat« (Fluorit) vor und ist der wichtigste Rohstoff für Fluor und Fluorverbindungen. Der menschliche Körper braucht es für den Aufbau von Nägeln, Zähnen, Knochen, Sehnen und Bändern. Dieses Salz kann aber auch Hautfalten glätten und Narben geschmeidig machen. Es ist sowohl ein Hart- als auch ein Weichmacher. Das Mittel kann erschlafftes Gewebe festigen, zum Beispiel auch Krampfadern. Dadurch entlastet es auch den Blutkreislauf. Ganz besonders wichtig ist es als Aufbaumittel von Knochen und Zähnen bei Kindern.

Ein Mangel an Calcium fluoratum fördert Karies, lässt Bindegewebe erschlaffen und führt zu Gefäßerweiterungen. Calcium fluoratum sollte immer über einen längeren Zeitraum eingenommen werden, da es seine Wirkung langsam entfaltet.

Salz Nr. 2: Calcium phosphoricum D6 (Regenerationsmittel)

Dieses auch als Kalziumphosphat bezeichnete Mineral ist in allen Zellen des menschlichen Körpers enthalten. Es ist erforderlich für den Knochenaufbau während des Wachstums, aber auch nach Brüchen, damit die Knochenteile rasch wieder zusammenwachsen. Calcium phosphoricum ist wichtig für den Aufbau der Zähne. Es sorgt dafür, dass die Außenhaut (Membran) der Zellen durchlässig bleibt und so den Stoffwechsel ermöglicht. Weitere wichtige Funktionen des Minerals sind: Förderung der Blutgerinnung, Optimierung der Muskelbewegungen, Neubildung von Zellen (auch der roten Blutkörperchen), Kräftigung des gesamten Organismus und der Nerven. Es spielt außerdem eine wichtige Rolle bei der Umwandlung von Eiweiß, das wir mit pflanzlicher oder tierischer Nahrung zu uns nehmen, in Körpereiweiß.

Wer häufig unter Erkältungen leidet, ist wahrscheinlich unterversorgt mit dem Mineral Ferrum phosporicum. Auch schlecht heilende Wunden, Konzentrationsschwäche oder brüchige Nägel können die Folge eines Mangels dieses Minerals sein.

Salz Nr. 3: Ferrum phosphoricum D12 (Fiebermittel)

Ferrum phosphoricum (Eisenphosphat) ist enorm wichtig für die Stärkung der körpereigenen Abwehr. Eisen ist Bestandteil des roten Blutfarbstoffes Hämoglobin). Ohne diesen könnten wir nicht leben, denn er ist für die Sauerstoffaufnahme des Blutes verantwortlich. Ferrum phosphoricum befindet sich in jeder Körperzelle. Es ist an ihren Energieleistungen ganz entscheidend beteiligt. Die Ernährung und der Aufbau der Muskulatur würden ohne dieses Mineral nicht funktionieren. Das Gedächtnis und die Konzentration werden durch Ferrum phosphoricum gefördert. Bedeutung hat es bei Entzündungen, bei körperlichen Höchstleistungen, bei Muskelkater und Prellungen. Auch Magenkatarrh, Sommerdurchfälle und akute Rheumaschübe werden durch dieses Salz Nr. 3 ausgesprochen günstig beeinflusst.

Eisenmangel führt zu Müdigkeit, Erschöpfung, Absorptionsstörungen und verringerter Infektionsabwehr. Vor allem Kinder haben während des Wachstums einen erhöhten Eisenbedarf, ebenso schwangere und stillende Frauen. Wegen ihres erhöhten Energie- und Sauerstoffumsatzes brauchen auch Sportler mehr Eisen.

Salz Nr. 4: Kalium chloratum D6 (Entzündungsmittel)

Dieses Mineral (Kaliumchlorid) spielt für die Erregbarkeit von Nerven und Muskeln eine herausragende Rolle und beeinflusst dadurch auch den Herzrhythmus sowie die Magen- und Darmbewegungen. Es ist in jeder Zelle anzutreffen, ganz besonders in den roten Blutkörperchen, die für die Sauerstoffversorgung verantwortlich sind. Vor allem der Aufbau von Eiweiß aus Aminosäuren und die Verwertung von Kohlehydraten werden durch das Salz gefördert. Außerdem ist die Funktion der Schleimhäute stark von diesem Mineral abhängig. Bei Entzündungen und Katarrhen in diesen Bereichen ist deshalb die Gabe von Kalium chloratum erforderlich. Es löst Beläge und lässt Entzündungen besser abheilen.

Kalium ist ein einwertiges, unbeständiges Alkalimetall, das an der Luft mit Sauerstoff und Wasser heftig reagiert. In seiner biochemischen Funktion ist es wichtig für das Säure-Basen-Gleichgewicht des Körpers.

Salz Nr. 5: Kalium phosphoricum D6 (Nervenmittel)

Kalium phosphoricum (Kaliumphosphat) ist unerlässlich für eine gute Fließqualität des Blutes. Es ist außerdem das Nervenmittel der Biochemie und wird eingesetzt bei nervöser Überreiztheit, allgemeiner Nervenschwäche, Melancholie, nervösem Kopfschmerz, Herzklopfen mit Angstzuständen, bei Gedächtnisschwäche und nervösen Schlafstörungen. Das Mineralsalz ist das biochemische Mittel für den Einsatz bei chronischen Erschöpfungskrankheiten und bei Nervenschwäche.

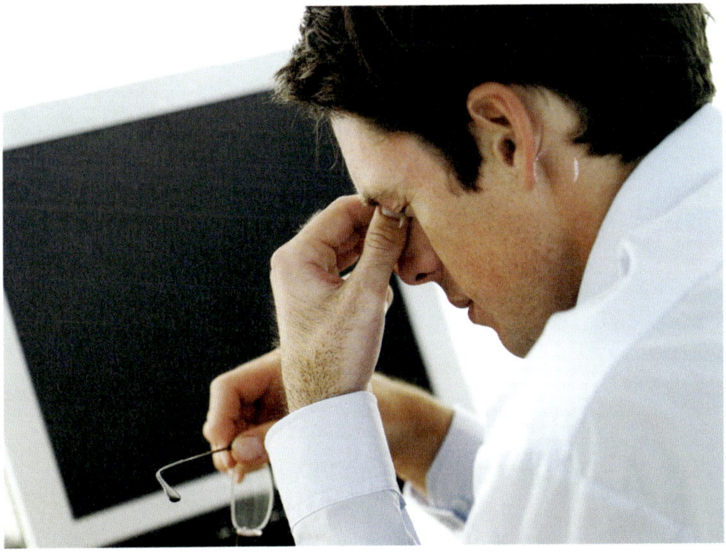

Bei Übermüdung, Erschöpfung, Nervosität und Angstzuständen ist Kalium phosphoricum D6 das richtige Mittel.

Kalium ist vor allem in Bananen, Birnen, Nüssen, Kartoffeln, Hülsenfrüchten, Vollkornprodukten und Trockenfrüchten enthalten. Es stärkt die Herztätigkeit und aktiviert zusammen mit Natrium die Erregbarkeit der Muskeln. Raucher haben einen weit höheren Bedarf an Kalium als Nichtraucher.

Salz Nr. 6: Kalium sulfuricum D6 (Stoffwechselmittel)

Dieses Mineral kommt in der Haut und in den Schleimhäuten vor, meistens zusammen mit Eisen, das die Sauerstoffversorgung des Organismus unterstützt. Es regt den Stoffwechsel an und den venösen Blutkreislauf. Dadurch übt es einen guten Einfluss auf Herz, Leber und Bauchspeicheldrüse aus. Es hilft bei chronischen Entzündungen und hat sich bei Schwere und Mattigkeit der Glieder und bei nächtlichem Herzklopfen gut bewährt. Außerdem vor allem bei Hautleiden mit Abschuppungen, bei fast allen chronisch-eitrigen Katarrhen der Nase, des Halses, der Bronchien, der Ohren und der Augenbindehäute. Es fördert die Entgiftungsvorgänge und hilft bei Magen-Darm-Entzündungen und bei Gelenkrheuma.

Salz Nr. 7: Magnesium phosphoricum D6 (Entkrampfungsmittel)

Magnesium ist eines der wichtigsten Mineralien und an den meisten Stoffwechselprozessen beteiligt. Wer Alkohol trinkt, hat einen deutlich höheren Bedarf. Magnesium phosphoricum (Magnesiumphosphat) ist am Knochenaufbau beteiligt, kann den Cholesterinspiegel im Blut senken, ist für die Funktion der Muskeln und Nerven unentbehrlich. Seine krampflösende Wirkung beugt Herzinfarkten vor. Es kann Koliken lösen und ist das entkrampfende und schmerzstillende Mittel der Biochemie, weil es die Aktivität von Nerven und Muskeln dämpfen kann. Es hilft bei Krampfhusten, Asthma, Muskelzucken und bei Rheumaschmerzen.

Salz Nr. 8: Natrium chloratum D6 (Wasserregulationsmittel)

Wenn die Schleimhäute auszutrocknen drohen – das erste Anzeichen sind oft trockene Augen –, dann hilft Natrium chloratum, denn es reguliert den sensiblen Wasserhaushalt im menschlichen Körper. Natrium chloratum ist eigentlich Kochsalz. Doch in der hohen Verdünnung eines Schüßler-Salzes hat es andere Wirkungen. Denn zu viel Kochsalz, das über die Nahrungsaufnahme in den Körper gelangt, führt in den Körperzellen zu einer krankhaften Steigerung der Flüssigkeitskonzentration. Der Grund: Der hohe Salzgehalt zieht das Wasser an und bindet es. Die Zellen wehren sich dagegen und scheiden mehr Flüssigkeit aus als sonst. Dabei gehen auch so viel Kochsalz und andere Nährsalze verloren, dass der Wasserhaushalt völlig durcheinander gerät und die Nieren überlastet werden. Nur in stark verdünnter Form können die Zellen das Natrium aufnehmen und auch verkraften. Deshalb trägt Natrium chloratum D6 schließlich zur Beendigung der Störung und zur Normalisierung des Wasserhaushalts im Körper bei.

Salz Nr. 9: Natrium phosphoricum D6 (Entsäuerungsmittel)

Es ist als phosphorsaures Natron ziemlich bekannt und auch im menschlichen Organismus weit verbreitet. Es wirkt der Übersäuerung entgegen und hält die Verdauung in Schwung. Bei vielen Stoffwechselvorgängen ist es beteiligt, und es bindet daraus entstehende Produkte, vor allem Harnsäure. Das Mineral hat eine wichtige Aufgabe bei der Entschlackung des Körpers. Man setzt es ein bei Salzsäureüberschuss im Magen, bei Gicht und Ischias, bei Drüsenschwellungen, Augenentzündungen, Asthma und bei stoffwechselbedingter Gesichtsakne. Auch zur Behandlung von Mandelentzündungen und Rachenkatarrh, von Blasenentzündungen und Problemen mit Gallen- und Nierensteinen ist es geeignet. Als Folge eines Mangels an Natrium phosphoricum und der damit verbundenen chronischen Übersäuerung kann es zu Gicht und Rheuma kommen. Auch der Fettstoffwechsel wird in Mitleidenschaft gezogen, wenn zu wenig Natrium phosphoricum zur Verfügung steht.

Info

Wenn Natrium phosphoricum im Körper fehlt, tritt eine Übersäuerung des Organismus ein. Menschen, die übersäuert sind und einen Mangel an Natrium phosphoricum haben, sind oft chronisch krank, klagen häufig über saures Aufstoßen, wirken missmutig (»sauer« eben), sogar ihr Schweiß riecht sauer und die Gesichtsfarbe ist ungesund, fahl, gelblich, fettig glänzend.

Ein Mangel an Natrium beeinflusst den Wasserhaushalt des Organismus. Es kann zu einer stärkeren Herzfrequenz, zu Übelkeit und Erbrechen kommen. Eine fehlerhafte Nierenfunktion ist häufig die Ursache für Natriumverlust.

Dadurch kommt es dann zu Verdauungsstörungen, vor allem nach fettreichen Mahlzeiten. Es wird darüber hinaus bei körperlicher Bewegung zu viel Milchsäure gebildet, was schließlich auch zu Muskelkater führen kann.

Salz Nr. 10: Natrium sulfuricum D6 (Entschlackungsmittel)

Schwefelsaures Natrium, wie es in der Chemie genannt wird, kommt vor allem in den Gewebsflüssigkeiten des Körpers vor. Es schafft die Stoffwechselschlacken aus dem Organismus hinaus. Diese Entgiftung geschieht über die Regulation des Wasserhaushalts. Dazu regt Natrium sulfuricum die Ausscheidungsorgane, vor allem die der Nieren an.
Das Salz wird bei allen Erkrankungen von Leber, Bauchspeicheldrüse, Galle, Nieren und Blase eingesetzt. Außerdem bei Hautausschlägen, eitrigen Flechten, nässenden Unterschenkelgeschwüren, Ödemen, grippalen Infekten, bei Asthma, Zuckerkrankheit, Fettsucht und Völlegefühl. Aber auch die Regulation der Verdauung gehört zum Einflussbereich von Natrium sulfuricum. Natrium sulfuricum kommt deshalb in der Medizin bei Verstopfungen und auch bei Durchfällen zum Einsatz. Sogar bei der Bekämpfung von Rheuma hat es eine gewisse Bedeutung, denn das Mineral Natrium sulfuricum wirkt entzündungshemmend.

Von den kieselsäurehaltigen Heilpflanzen ist der Schachtelhalm mit 10 Prozent der inhaltsreichste. Ein Tee aus den Blättern dieser Pflanze wird gerne auch bei Harnwegsinfekten eingesetzt.

Salz Nr. 11: Silicea D12 (Bindegewebsmittel)

Hierbei handelt es sich um die bekannte Kieselsäure, die für den Körper als Bestandteil des Bindegewebes unentbehrlich ist. Sie ist an der Bildung von Kollagen beteiligt, jener Eiweißsubstanz, die für eine straffe Haut verantwortlich ist. Silicea wird gebraucht für den Aufbau von Knorpel, Sehnen, Bändern und Knochen und sorgt für die Elastizität und Festigkeit der Haare und der Nägel.

Da Silicea in allen menschlichen Zellen vorkommt, hat das Mineral entsprechend vielfältige Wirkungen. Es aktiviert die Vermehrung der weißen Blutkörperchen (Leukozythen), die eindringende Krankheitskeime abwenden. Deshalb wird Silicea bei allen eitrigen Entzündungen eingesetzt. Wunden, eitrige Geschwüre und Abszesse heilen durch Silicea viel schneller aus, ebenso Fisteln. Durch seine Saugfähigkeit hilft die Kieselsäure bei Schlaganfällen das Blut aufzusaugen. Das Mittel fördert sogar die Lösung von Harnsäure und dadurch verursachten Ablagerungen im Körper. Es wird deshalb als Mittel gegen Gicht und Nierengrieß eingesetzt. Vor allem jedoch gegen erschlaffte Gefäßwände, Krampfadern, Hämorrhoiden und Hautfalten.

Salz Nr. 12: Calcium sulfuricum D6 (Eitermittel)

Dieser schwefelsaure Kalk komplettiert die 12 Schüßler-Salze. Landläufig wird schwefelsaurer Kalk als Gips bezeichnet. Dieses Mineral hat im Vergleich zu den 11 anderen Salzen einen verhältnismäßig kleinen Wirkungskreis. Dr. Wilhelm Heinrich Schüßler hat es anfänglich in sein System aufgenommen, später aber wieder entfernt. Nach seinem Tod im Jahr 1898 wurde es von der Biochemie jedoch neu entdeckt und rehabilitiert. Es wurde festgestellt, dass Calcium sulfuricum in Leber, Galle und Muskeln vorkommt und dass das Mineral besonders auf Schleimhäute eine lösende und ausscheidende Wirkung ausübt. Die wichtigsten Anwendungsgebiete von Calcium sulfuricum sind Abszesse und Eiterungen, völlig gleichgültig, wo die Herde ihren Sitz haben. Bei Eiterungsfisteln ist das Mineral besonders wirksam und als biochemisches Mittel nahezu unentbehrlich. Man setzt es im Übrigen auch bei schweren Katarrhen mit viel Sekret ein. Sehr gute Erfolge wurden auch schon bei Stirnhöhlenentzündungen, Nebenhöhlenentzündungen und schwer löslichem Husten erzielt.

Info

Silicea festigt das Bindegewebe und stärkt seine Widerstandsfähigkeit. Das gilt auch für kieselsäurehaltige Lebensmittel wie Hirse. Silizium ist Hauptbestandteil der Kieselsäure und nach dem Sauerstoff das zweithäufigste Element auf unserem Planeten. Bei Pflanzen befindet sich Silizium vor allem in der Zellhaut (Kieselalgen) oder bildet das Grundgerüst der Zellwände von Gräsern.

Schüßler-Salze typgerecht anwenden

Die Ärzte der Antike, wie etwa Hippokrates, waren der Ansicht, dass die meisten schweren Krankheiten einen Menschen nicht zufällig treffen. Sie entsprächen vielmehr der »inneren Natur des Menschen«. Bestimmte Krankheiten gehören demnach zu bestimmten Menschentypen. Das ist der Grund, warum erfahrene Ärzte – insbesondere solche, die ganzheitlich behandeln – bei ihren Diagnosen und Therapien nicht nur vom aktuellen Befund ausgehen. Sie stellen stattdessen den Typus des Patienten und seine Konstitution in den Vordergrund.

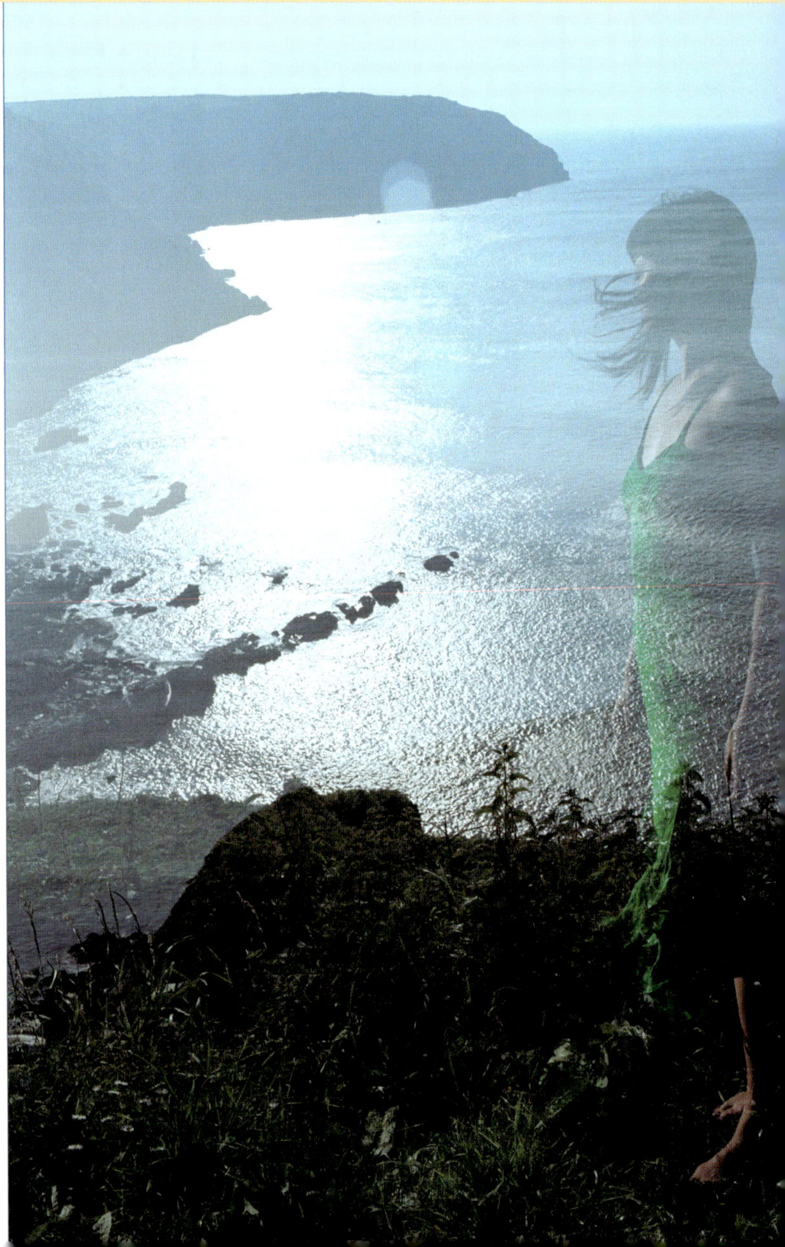

Seine Gesundheit verantworten

Wer sich für seine Gesundheit – und damit auch für die Krankheit – in erster Linie selbst verantwortlich fühlt, wird nach Möglichkeit auch die Behandlung eigenverantwortlich durchführen wollen. Die Selbstmedikation mit Schüßler-Salzen ist dafür eine einfache und doch sehr wirkungsvolle Möglichkeit. Besonders erfolgreich ist die Behandlung, wenn die Salze getreu der Lehre Schüßlers der jeweiligen Konstitution des Patienten entsprechend eingesetzt werden.

Bei den Konstitutionstypen gibt es selbstverständlich auch Mischkonstitutionen oder Untertypen. Wer sich und andere aufmerksam beobachtet, wird rasch merken, wie hilfreich bei der verantwortlichen Selbstbehandlung die Unterscheidung nach Konstitutionstypen ist.

Was ist ein Konstitutionstyp?

Die meisten Menschen wissen aus Erfahrung, für welche Erkrankungen sie besonders anfällig sind. Häufig meiden sie deshalb instinktiv gewisse Lebensmittel wie Milch und Nüsse oder Situationen wie Zugluft oder bestimmte Sportarten. In der Medizin nennt man eine Anfälligkeit für bestimmte Erkrankungen oder Beschwerden eine »Disposition«. Der Begriff kommt aus dem Lateinischen und bedeutet »Zuweisung« oder »Plan«. Wir unterliegen mit unserer Veranlagung dem für uns gültigen genetischen Plan. Er disponiert uns für bestimmte Erkrankungen. Bekannt ist zum Beispiel die Disposition für Allergien, die vererbt wird, für Bindegewebsschwäche oder Stoffwechselprobleme.

Die »innere Natur« des Menschen

Schon Ärzte wie Hippokrates waren der Ansicht, dass die meisten schweren Krankheiten einen Menschen nicht zufällig treffen. Sie entsprächen vielmehr seiner »inneren Natur«. Bestimmte Krankheiten gehören demnach zu bestimmten

Menschentypen. Erfahrene Ärzte – insbesondere solche, die ganzheitlich behandeln – gehen bei ihren Diagnosen und Therapien nicht nur vom aktuellen Befund aus. Sie stellen stattdessen den Typus des Patienten und dessen Konstitution in den Vordergrund.

Gleichbehandlung ist schädlich

Von der neueren medizinischen Wissenschaft werden diese Erkenntnisse weitgehend verdrängt. Allenfalls im Tierreich lässt man gelten, dass es unterschiedlich belastbare und für bestimmte Krankheiten anfällige Typen von Vierbeinern gibt. In den Wartezimmern der Humanmedizin werden alle Merkmale der Konstitution missachtet. Es gibt Normwerte für Blutdruck und Cholesterin. Auch Prostataleiden und Krebs werden meistens behandelt, als wären alle Menschen gleich.

Die Schulmedizin verdrängt die Erkenntnisse von den unterschiedlichen Typen, die jedoch für den Homöopathen oder Naturheilarzt wichtig sind, um Patienten ganz individuell und genau auf den »Typ« zugeschnitten behandeln zu können.

Die Unterschiede sind enorm

In ihrer Auseinandersetzung mit Bakterien, Viren und anderen krankmachenden Einflüssen sind jedoch unterschiedliche Konstitutionstypen nicht nur unterschiedlich anfällig, sie entwickeln auch unterschiedliche Abwehrprogramme. Weder Blutdruck noch Cholesterinwerte sind feste Größen, die für alle Menschen gleichermaßen zu gelten haben, noch reagiert jeder Körper mit der gleichen Fiebertemperatur oder der gleichen psychischen Einstellung, wenn er von Keimen befallen wird. Was nicht zuletzt abhängig ist von seinem Immunsystem – und auch dieses ist bei unterschiedlichen Konstitutionen unterschiedlich stark oder schwach – und damit auch unterschiedlich abwehrbereit.

Man sollte sich allerdings davor hüten, »gute« und »schlechte« Konstitutionstypen zu unterscheiden. Jeder Einzelne hat seine Stärken und Schwächen – und sie gilt es zu erkennen, um erfolgreich behandeln zu können.

Gesetzmäßigkeiten im Körperbau

Um möglichst zuverlässig erkennen zu können, wer für welche Krankheiten besonders disponiert ist, sucht die Naturheilkunde nach Gesetzmäßigkeiten im Körperbau und in der psychischen Struktur. Besonders in der Homöopathie werden solche Einteilungen nach bestimmten Merkmalen vorgenommen. Denn man weiß eben seit Urzeiten, dass die verschiedenen Menschentypen für verschiedene Krankheitsbilder besonders disponiert sind.

Konstitution und Typenlehre

Einen solchen Typus nennt man »Konstitution«. Der Begriff leitet sich aus dem lateinischen »constitutio« ab, was »Beschaffenheit« oder »Verfassung« bedeutet. Man versteht darunter den Zustand eines Menschen, wie er sich in der Summe aller seiner ererbten und der im Lauf des Lebens zusätzlich erworbenen Eigenschaften darstellt. Streng genommen ist jeder Mensch eine eigene Konstitution. Besonders bekannt geworden ist die Typenlehre, die seinerzeit der deutsche Psychiater Ernst Kretschmer (1888 bis 1964) entwickelt hat. Seine Einteilung erfolgte nach Merkmalen des Körperbaus:

Der Typ des Pyknikers hat einen gedrungenen Körperbau mit Rundungen und Fettansatz, er ist mittelgroß und hat einen massiven, kurzen Hals. Dieser Typ neigt zu Stimmungsschwankungen zwischen großer Heiterkeit und tiefer Traurigkeit.

Der leptosome Typ weist einen schmalwüchsigen, feingliedrigen (grazilen) und asthenischen (schwächlichen) Körperbau auf. Der Kopf ist relativ klein, der Brustkorb flach, die Muskulatur schwach ausgebildet, der Hals schmal und lang, das Kinn nach hinten fliehend. Dieser Typ neigt zu Haltungsschäden. Er kann emotional sehr empfindlich, aber auch starr und unerschütterlich sein.

Info

Dr. Ernst Kretschmer studierte in Tübingen Medizin und widmete sich vor allem der Erforschung der menschlichen Konstitution. Er erstellte eine »Typenlehre« und schrieb den verschiedenen Konstitutionstypen, die er ausmachte, spezifische Neigungen zu Erkrankungen und eine spezifische Persönlichkeit zu.

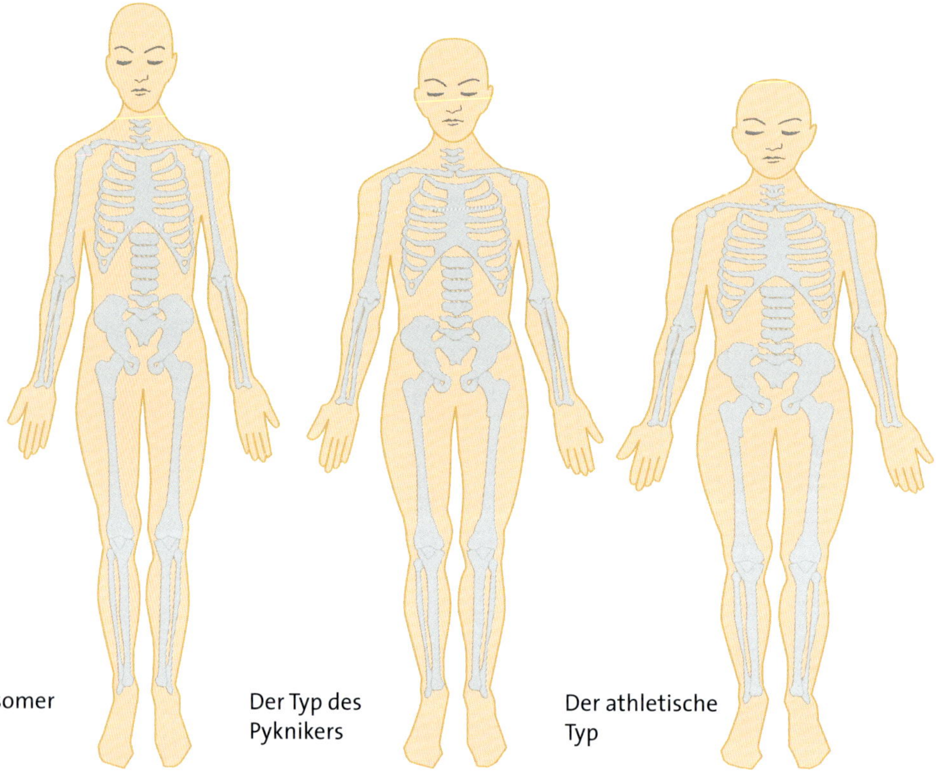

Die verschiedenen Konstitutionstypen erfordern unterschiedliche Behandlungsmaßnahmen. Einem erfahrenen Therapeuten fällt die Zuordnung leicht.

Der athletische Typ (Athletiker) entwickelt einen muskulösen Körperbau, er ist breitschultrig und kräftig, mit einem wuchtigen Kopf und einem groben Knochenbau ausgestattet. Wie der leptosome Typ kann er emotional sehr empfindlich reagieren.

Typ-Einteilung nach F.X. Mayr

Es gibt darüber hinaus eine ganze Reihe weiterer Konstitutionslehren und Typeneinteilungen. Etwa drei Dutzend Wissenschaftler in aller Welt haben sich damit befasst. Zum Beispiel der österreichische Arzt F. X. Mayr, der die nach ihm benannte Fasten- und Ernährungstherapie entwickelt hat. Er unterscheidet je nach Gesichtsfarbe Magenempfindliche (blässlich), chronisch Darmkranke (grau), Verdauungsgestörte (blaurot). Menschen, die zu Rohkostvergärung neigen, haben nach Mayr blasse Züge mit blauen und roten Tönungen, Menschen mit Leberproblemen sehen gelblich aus, wer mit Selbstvergiftungen im Darm konfrontiert ist, weist eine grünliche, und wer verschlackt ist, eine bräunlich-fleckige Gesichtsverfärbung auf. Wer gesund ist, hat nach Mayr eine frische, rosarote Haut.

Konstitution wird definiert als die Summe aller ererbten und erworbenen Eigenschaften des Körpers, wozu auch die anlagebedingten Anfälligkeiten für bestimmte Krankheiten gehören. Wer diese Schwachstellen kennt, kann vorsorgen, Belastungen vermeiden und sinnvoll vorbeugen.

Typ-Einteilung im Ayurveda

Auch die traditionelle indische Heilkunst Ayurveda – übersetzt »Wissen vom Leben – Lebensweisheit« – hat eine eigene Typologie entwickelt. Sie unterscheidet nach unterschiedlichen Temperamenten oder Energien, den so genannten Doshas. Diese kommen nach ayurvedischer Vorstellung in jedem Organismus vor. Dabei dominieren meist ein oder zwei Doshas. In einem gesunden Organismus sollten sie sich in einem harmonischen Gleichgewicht befinden. Es ist für den ayurvedischen Arzt wichtig zu wissen, welche Doshas bei einem Menschen vorherrschen, weil jeder Typ andere Medikamente und Behandlungen benötigt. Unterschieden werden drei Doshas: Der Pitta-Typ, bei dem vor allem die Elemente Feuer und Wasser das Verdauungsfeuer Agni »anheizen«. Der Kapha-Typ, dem Erde und Feuer zugeordnet sind. Und der Vata-Typ, bei dem das Element Luft überwiegt. Da auch die Nahrungsmittel bestimmten Elementen zugeordnet werden, kann jeder sein Agni durch die dem Typ entgegengesetzten Elemente drosseln oder durch gleiche ankurbeln. So stärken zum Beispiel Wurzelgemüse das Erdige, Obst und Rohkost das Luft-Element. Ziel ist es, eine individuelle Harmonie zwischen den Elementen herzustellen.

Da es von den Arzneibildern, nach denen in der Homöopathie die Menschen eingeteilt werden, über 2000 gab und sie damit doch sehr komplex und unüberschaubar waren, wurden die homöopathischen Konstitutionsmittel von Reformern wie Dr. Jochen Köln auf 20 reduziert.

Typ-Einteilung in der Homöopathie

Die Homöopathie teilt Menschen nach den in ihrer Lehre geltenden Arzneibildern ein. Arzneibilder – von denen es über 2000 gibt – charakterisieren Menschen entsprechend den ho-

möopathischen Mitteln, die für sie passend sind. Inzwischen haben Reformer dieser Lehre wie der Arzt Dr. Jochen Köln die homöopathischen Konstitutionsmittel auf 20 reduziert.
Der amerikanische Charakterologe Dr. Carl Wagner erstellte ebenfalls ein System von 20 Konstitutionstypen, die er nach ihrer Körperchemie einteilte. Die Konstitutionen werden chemischen Elementen zugeordnet, z. B. Metallen wie Kalzium und Natrium oder Nichtmetallen wie Phosphor und Kohlenstoffen. Die Einzelelement-Typen können dabei auch durch Mischelement-Typen ergänzt und überlagert sein. Im System Wagners wird erst das Temperament des Probanden ermittelt, dann wird er einem der 20 Typen zugeordnet und schließlich werden zur Einteilung noch Größe, Gewicht, Haut, Haare, Kopfform, Gesichtsprofil, Handformen und Handlinien herangezogen.

Was die Augen verraten

Für ausgebildete Naturheilärzte ist der Blick ins Auge auch ein Blick in das Körperinnere. Sie können durch die Irisdiagnostik kranke Organe oder Schwachstellen des Körpers erkennen. Begründet wurde die moderne Irisdiagnostik von dem ungarischen Arzt Ignatz von Pczely, der 1891 sein Wissen über den Zusammenhang von bestimmten Merkmalen der Iris mit Erkrankungen veröffentlichte.

Zur Feststellung des Typs bestimmter Konstitutionen wird zwar hauptsächlich die Iris herangezogen, aber dazu auch das gesamte Auge mit seiner näheren Umgebung.
Diese Art der Diagnostik gibt Aufschluss über die genetische Disposition und die konstitutionellen Anlagen für Erkrankungen. Bereits im ersten vorchristlichen Jahrtausend wusste man, dass bestimmte Krankheitsbilder in der Iris abzulesen sind. Noch heute spielt die Augendiagnostik in der traditionellen chinesischen Medizin eine übergeordnete Rolle. Im 19. Jahrhundert systematisierte der ungarische Arzt Ignaz von Péczely die Irismethode und stellte die erste wissenschaftlich fundierte Topographie der Iris vor.

Die Irisdiagnostik

Bei Heilpraktikern ist die Irisdiagnostik zur Bestimmung von Konstitutionen weit verbreitet. Erfahrene Ärzte können

Krankheiten und deren Anlagen durch Zeichen, Strukturen und Verfärbungen in der Iris des Auges (Regenbogenhaut) erkennen. Das Auge, speziell die Iris, gilt als Spiegel der Seele. Erfahrene Mediziner lesen darin wie in einer Landkarte. Eine hellblaue, feinstrukturierte Iris deutet zum Beispiel auf Anfälligkeiten für Erkrankungen der Schleimhäute hin. Dies gilt sowohl für den Nasen-Rachen-Raum (Schnupfen) als auch für Harnwege (Blasenentzündung) und Verdauungstrakt. Eine dichte braune Iris zeigt auf Schwachpunkte von Leber und anderen Drüsen. Mischfarben (unter der braunen Iris schimmert eine andere Farbe durch) kennzeichnen Konstitutionen, die Probleme mit Leber, Galle und Darm haben.

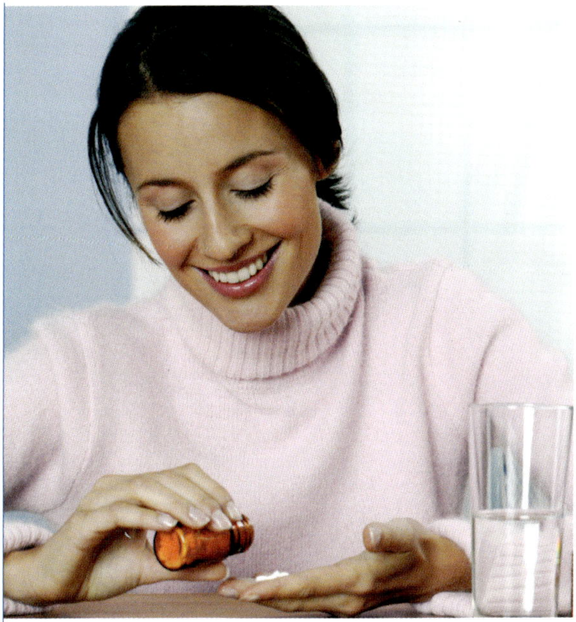

Bereits aus dem Teint und den Gesichtszügen eines Menschen kann ein erfahrener Naturheilarzt oder Homöopath einen Eindruck von der Gesundheit eines Menschen gewinnen.

Der Teint als Diagnosehilfe

Ganz allgemein vermittelt die Gesichtsfarbe selbst dem Laien Anhaltspunkte für die Beurteilung der menschlichen Gesundheit. Auffallende Blässe, starke Rötung, ein bläuliches Aderngeflecht oder tiefe dunkle Ringe um die Augen signalisieren gesundheitliche Probleme, die jedem auffallen. Was F.X. Mayr (siehe dort) aus der Gesichtsfarbe schließt, ist ein etwas weiterentwickeltes, systematisiertes Diagnosehilfsmittel durch Gesichtsverfärbungen. Zu den verschiedenen Verfahren, mit denen man den organbezogenen Konstitutionstypus eines Menschen ermitteln kann, gehört auch die weitergehende Antlitz- bzw. Gesichtsdiagnose. Sie hat ihren Ursprung ebenfalls bereits in der Antike und ist eine der ältesten Diagnose-

Jeder, der sich für natürliche Heilverfahren interessiert, sollte auf Körpersignale, die Ausstrahlung und die Konstitution eines Menschen achten und diese natürlich vor allem auch bei sich selbst beobachten, um zum richtigen Mittel greifen zu können.

formen. In der Traditionellen Chinesischen Medizin (TCM) spielt diese Diagnoseform eine zentrale Rolle. Sie geht von folgender Erkenntnis aus: Alles, was sich in einem Körper abspielt, spiegelt sich letztlich im Gesicht wider. Man kann über die Gesichtsdiagnose nicht nur die momentane psychische Verfassung erkennen, sondern es lassen sich auch Rückschlüsse auf den Zustand des Körpers und der gesamten Psyche ziehen.

Kein Gesicht ist wie das andere

Zwar gibt es manchmal gewisse Ähnlichkeiten in den Gesichtszügen von Menschen – bekannt ist der so genannte Doppelgänger – aber in Wirklichkeit ist kein Gesicht wie das andere. Das gilt selbst bei eineiigen Zwillingen. Die Unterschiedlichkeit von Gesichtern ist genetisch bedingt; sie werden von individuellen Erfahrungen, die jeder Mensch im Laufe seines Lebens macht, noch verstärkt.

In unserem Gesicht gibt es Regionen, die mit den einzelnen Körperorganen zusammenhängen – ähnlich den Reflexzonen an den Füßen. Beispielsweise ist die Nasenspitze mit dem Herzen verbunden, die Nasenwurzel zwischen den Augenbrauen dem Nervensystem zuzuordnen, Nase und Wangen stehen in Verbindung mit Lunge, Herz- und Kreislaufsystem, die Nasenflügel gehören zu den Bronchien, und die Haare geben Auskunft über den Darm.

Wenn es dem Körper nicht gut geht, zeigt sich das im Gesicht. Tiefe Augenringe, blasse Haut, blaue Lippen, ein teigig wirkender Teint oder scharfe Nasenfalten verraten dem kundigen Naturheilarzt schon beim ersten Anblick des Patienten, worunter er leiden könnte.

Antlitzdiagnose

Mit dieser Diagnose vertraute Ärzte sind in der Lage, anhand von Auffälligkeiten im Gesicht die gesundheitliche Verfassung ihrer Patienten zu erkennen. Dazu gehören neben der Gesichtsform die Farbe der Gesichtshaut, Grübchen, Falten, Muttermale, Unreinheiten. Sie können bereits Aufschluss

über organische Störungen geben oder über die seelische Verfassung.
Patienten mit einer geschwollenen Oberlippe haben meist ein Magenproblem. Tränensäcke oder Augenringe zeigen eine Störung im Bereich von Nieren und Blase an. Geschwollene Augenlider signalisieren durch die Wasseransammlung ein Herzproblem und außerdem eine Neigung zu Ödemen. Eine geschwollene Unterlippe weist auf Verdauungsprobleme hin.

Aus der Betrachtung des Gesichts schon eine Diagnose zu stellen, war früher für jeden Arzt selbstverständlich. Leider ist dieses Wissen durch die »Apparatediagnose« der modernen Medizin verloren gegangen. Naturheilärzte und Homöopathen sind aber der Meinung, dass eine ganzheitliche Aussage über die Befindlichkeit eines Patienten nur mit der Antlitzdiagnose möglich ist.

Spurenforschung

Wichtige Lebenserfahrungen und Lebensabschnitte hinterlassen ihre Spuren an bestimmten Stellen im Gesicht eines Menschen, meistens in Form bestimmter Linien. So kann der erfahrene Therapeut den Verlauf der ersten 14 Lebensjahre an den Ohren des Patienten ablesen. Die Zwanzigerjahre zeichnen sich auf seiner Stirn ab. An und unter den Augen werden Erlebnisse und Erfahrungen während der Jahrzehnte zwischen dem 30. und dem 50. Lebensjahr manifest. Was in den Fünfzigern geschieht, gräbt sich zwischen Mund und Nase ein, und die Sechziger finden ihren Niederschlag unterhalb des Mundes und am Kinn.

Die Konstitutionslehre der Biochemie

Die biochemische Heilweise nach Dr. Schüßler bedient sich ebenfalls der Antlitzdiagnostik, um Erkrankungen auf die Spur zu kommen. Schüßler selbst hat ihr in seinem Buch »Eine abgekürzte Therapie« ein ganzes Kapitel gewidmet. Der Arzt beherrschte die Antlitzdiagnostik in ihrer Grundstruktur intuitiv. Genauere Angaben über die Charakteristik der einzelnen Anzeichen im Gesicht machte er nicht. Er beschrieb lediglich, welche erstaunlichen Wirkungen der Biochemie zu entlocken sind, wenn man sie nach der Antlitzdiagnostik verordnet.

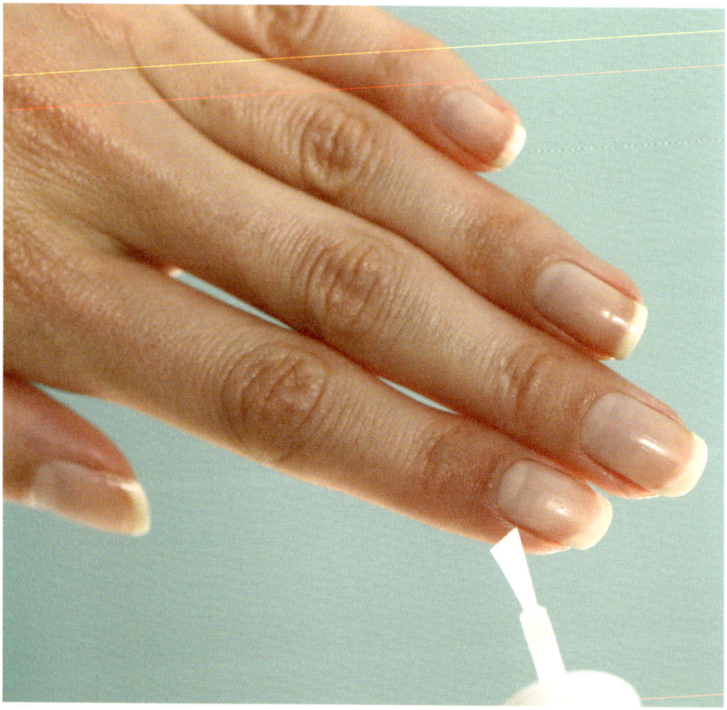

Glatte, kräftige und schöne Fingernägel ohne Rillen und Flecken zeigen, dass der Mensch in guter körperlicher Verfassung ist.

Hickethiers Sonnerschau

Dr. Kurt Hickethier, Mitbegründer des biochemischen Vereins von Halle an der Saale, setzte dort in einem umfassenden Versuch die Antlitzdiagnostik ein. Da er große Behandlungserfolge erzielte, wuchs die Nachfrage, und auch in den USA interessierte man sich für seine Forschungen, für die er 1926 die Ehrendoktorwürde als Dr. of Naturopathy des Pittsburgh College erhielt.

Das heute verbreitete Verfahren der Antlitzdiagnose geht zurück auf den Arzt Dr. Kurt Hickethier aus Nebra in Sachsen-Anhalt (1891 bis 1958). Er bezeichnete die Antlitzdiagnose auch als »Sonnerschau«. Hickethier war bei der Beschäftigung mit seiner schweren Erkrankung auf die biochemische Heilweise gestoßen. Der Arzt litt an einer chronisch entzündlichen rheumatischen Erkrankung mit heftigen Schmerzen und Versteifung der Gelenke, vor allem der Wirbelsäule (Morbus Bechterew). Schüßlers System der Biochemie faszinierte ihn derart, dass er selbst mit Forschungen auf diesem Gebiet begann. Er zog die Antlitzdiagnose zur Feststellung von Mineralstoffmängeln im menschlichen Organismus heran.

Hickethier auf den Spuren Schüßlers

Hickethier hat die Mineralstoffmängel im menschlichen Gesicht analysiert und über längere Zeiträume beobachtet. Er entdeckte dabei, dass die von Wilhelm Heinrich Schüßler für Heilzwecke entdeckten Salze verschiedene Färbungen, Glanzbildungen und Faltenbildungen im Gesicht reduzieren. Seiner Überzeugung nach können auch Laien, die sich das Wissen der Antlitzdiagnostik aneignen, mit Schüßler-Salzen Krankheiten lindern oder sogar beseitigen.

Körpersignale

Wenn ein Mineralstoffmangel im Organismus auftritt, gibt der Körper über die Haut sichtbare Signale ab. Farbe und Struktur verändern sich. Davon sind manchmal auch die »Hautausstülpungen« Haare und Nägel betroffen. Wird der Mangel durch die Einnahme von Schüßler-Salzen behoben, gehen auch diese Anzeichen zurück. Damit ist ein Therapieerfolg bereits äußerlich abzulesen.

Dies hat seinen Grund darin, dass die Konstitution eines Menschen in seinen Zellen festgelegt ist. Sie müssen optimal mit Mineralien versorgt sein, damit sie funktionieren können. Wenn ganze Zellverbände im menschlichen Gewebe, in den Muskel- und Hautzellen unterversorgt sind, verfärben sich diese Bereiche wie das Blatt eines Baumes im Herbst, dem die Lebenskraft entzogen wird. Diese äußeren Erscheinungen haben ihre Entsprechung in Beschwerden, die wir an unseren Organen verspüren.

Glänzende Haare und glatte, gepflegte Fingernägel lassen auch Laien schon erkennen, dass ein Mensch gesund ist. Ein erfahrener Naturheilarzt kann aus dem äußeren Erscheinungsbild wichtige Rückschlüsse auf den Gesundheitszustand eines Patienten ziehen.

Langzeitbehandlung mit den Salzen

Veränderungen der Haut entstehen nicht auf einmal. Sie entstehen langsam, so wie die (chronische) Krankheit auch, die sich aufgrund des Mangels in den Zellen ausbreitet. Die individuelle Behandlung muss entsprechend dem jeweiligen Konstitutionstyp über längere Zeit erfolgen, um diese Veränderungen wieder rückgängig zu machen. Den Fortgang der Besserung kann man an der Haut ablesen. Auf den folgenden Seiten werden Kuren zur Selbstbehandlung nach Konstitutionstypen vorgestellt, mit Angaben zur Dauer der Kur und zur Dosierung.

Chronische Beschwerden, die aufgrund einer ernsthaften Erkrankung bestehen, müssen immer von einem Arzt behandelt werden. Die Schüßler-Salze können jedoch die Therapie begleiten und die Heilung beschleunigen oder die Beschwerden erleichtern.

Bestimmung Ihres Konstitutionstyps

Unter den Typ-Beschreibungen finden Sie die Merkmale, die für Ihre Konstitution kennzeichnend sind. Da Sie sich jeden Tag im Spiegel sehen, dürften Ihnen Veränderungen der Gesichtshaut bald auffallen. Im Vergleich mit anderen Menschen können Sie mit einer gewissen Wahrscheinlichkeit erkennen, ob diese Änderungen so gravierend sind, dass sie auf eine Erkrankung hindeuten. Sie sollten in einem solchen Fall außerdem Partner und Freunde zu Rate ziehen, die Sie lange kennen. Wenn Sie dazu noch auf eventuelle Störungen an den Augen, an Nägeln und Haaren achten, bekommen sie immer mehr Hinweise darauf, ob gesundheitliche Störungen vorliegen, die mit Ihrem Konstitutionstyp zusammenhängen oder auf ihn zurückzuführen sind. Sie sollten in jedem Fall auch darauf achten, ob organische Störungen wie Magen- und Verdauungsbeschwerden bei Ihnen häufiger auftreten als bei anderen, die gleiche oder ähnliche Lebensbedingungen haben. Das gilt auch für Stressanfälligkeit, Ängste, depressive Verstimmungen etc.

Chronische Beschwerden

Wenn Sie ernsthaft in Sorge sind, einer schweren chronischen oder auch akuten Erkrankung auf die Spur gekommen zu sein, ist der Gang zum Arzt unerlässlich. Wenn Sie dagegen überzeugt sind, dass die Beschwerden, die Sie an sich beobachten, eben typisch sind für Ihre individuelle Konstitution, können Sie mit einer Eigenbehandlung beginnen. Eine solche Kur sollte über acht bis zwölf Wochen durchgeführt werden. Eine Wiederholung ist nach einer Pause von drei bis vier Wochen jederzeit möglich. Sie finden unter den folgenden Typ-Beschreibungen diejenige, welche Ihrer Konstitution am nächsten kommt. Und Sie erfahren, wie Sie mit den Schüßler-Salzen Ihre Gesundheit typgerecht und auf natürliche Weise verbessern können.

Akute Beschwerden

Zur Behandlung akuter Erkrankungen genügt eine weit kürzere Anwendung, als sie bei Kuren, entsprechend dem Konstitutionstyp, nötig ist. Sie finden ab Seite 52 einen umfangreichen allgemeinen Behandlungsteil, der von A wie Abszess bis Z wie Zahnbeschwerden reicht. Hier gibt es auch Dosierungsanleitungen und Angaben zur Dauer der Einnahme.

Wer über seinen Konsstitutionstyp Klarheit gewinnt und die Merkmale kennt, die charakteristisch für ihn sind, kann sich selbst gut mit Schüßler-Salzen behandeln und wird von den Therapieerfolgen überrascht sein.

Konstitutionstypen und ihre Merkmale

Typ Calcium fluoratum

Der Konstitutionstyp, für den das Salz Calcium fluoratum charakteristisch ist, leidet häufig an einer Schwäche der Bänder und Sehnen. Bei ihm kommt es leicht zu Gefäßerweiterungen und Gewebserschlaffung, vor allem in der Bauchregion. Die Haut wird leicht schrundig, er neigt zu Hornhautbildung, Nagelpilz und Einrissen am After. Beim Sport ist er verletzungsanfällig. Häufig kommen auch Haltungsschäden und Knochendefekte wie Spreiz- oder Senkfuß vor. Außerdem leidet er oft an Krampfadern, Hämorrhoiden und Arterienverkalkung, an Karies, lockeren Zähnen und so genannten Vorfällen, z. B. am After oder an der Gebärmutter. Im Prinzip können beim Typ Calcium fluoratum alle Organe von Vorfällen betroffen sein. Die Psyche dieses Konstitutionstyps ist nicht selten von ängstlicher Zurückhaltung und manchmal auch von depressiven Gefühlen gekennzeichnet.

Gesichtsdiagnose: Der Typ Calcium fluoratum ist oft schon an seiner schlaffen Gesichtshaut zu erkennen. Unter den Augen und manchmal auch an den Oberlidern bilden sich kleine Längs- und Querfalten (Würfelfältchen). Diese Hautregionen sind meistens rötlich-blau verfärbt.

Ein erfahrener Schüßler-Arzt erkennt einen Mineralmangel bei seinen Patienten sofort. Um sich selbst erfolgreich behandeln zu können, ist es sehr wichtig, den eigenen Typ genau zu kennen und auf Veränderungen zu achten.

Kurmäßige Anwendung: Bei Gelenkproblemen, Pilzbefall, Hautrissen und all den aufgeführten Schwächen und Beschwerden dieses Typs sollte Calcium fluoratum eingenommen werden. Da es langsam wirkt, muss es stets über einen längeren Zeitraum zugeführt werden. Etwa sechs Monate lang 2–3-mal täglich je 1 Tablette Calcium fluoratum D12.

Typ Calcium phosphoricum

Auffallend beim Typ Calcium phosphoricum kann beispielsweise ein relativ häufiges Nasenbluten sein. Im Alter tritt oft Hautjucken auf. Nicht selten kommt es auch zu Taubheitsgefühlen oder Kribbeln (Ameisenlaufen) in Armen und Beinen, zu Muskelschmerzen und zu Nervosität. Weitere Folgen einer zu geringen Versorgung mit dem Mineral Calcium phosphoricum können sein: Wachstumsstörungen bei Kindern (Rachitis), krankhafte Zellbildungen bis hin zu Wucherungen (Polypen) und auch zu Krebs. Eine auffallend wächserne Gesichtsfarbe (Bleichsucht), eine oft pelzige Zunge mit dickem, weißem Belag, unruhiger, gestörter Schlaf deuten ebenfalls auf zu wenig Calcium phosphoricum hin. Auffallend weiche Fingernägel sind fast immer ein Zeichen für zu wenig Calcium phosphoricum im Körper. Nach lang andauernden Infektionskrankheiten mit Fieber ist der Bedarf an Calcium phosphoricum besonders hoch. Der Typ Calcium phosphoricum regeneriert sich nach Erkrankungen nur langsam.

Dieses Salz spielt eine Hauptrolle

Da Calcium phosphoricum in allen Körperzellen enthalten ist, vor allem in den Knochenzellen, spielt es die Hauptrolle bei allen Vorgängen der Neubildung im Körper. Sein Fehlen führt daher zu Störungen in den Erneuerungs- und Aufbauvorgängen. Es kommt zu Mängeln bei der Zahn- und Knochenbildung (englische Krankheit der Kinder), zu schlecht heilenden Knochenbrüchen. Das Salz sorgt andererseits dafür, dass die Außenhaut (Membran) der Zellen durchlässig bleibt und so den Stoffwechsel ermöglicht. Weitere wichtige Funktionen des Minerals sind: Förderung der Blutgerinnung, Optimierung der Muskelbewegungen, Neubildung von Zellen (auch der roten Blutkörperchen), Kräftigung des gesamten Organismus und der Nerven. Es spielt außerdem eine wichtige Rolle bei der Umwandlung von Eiweiß, das wir mit pflanzlicher oder tierischer Nahrung zu uns nehmen, in Körpereiweiß.
In Verbindung mit Natrium chloratum (Nr. 8) ist es außerdem das Mittel für die Rekonvaleszenz (Genesungsphase nach überstandenen Krankheiten). Nerven und Psyche des Typs Calcium phosphoricum sind gekennzeichnet von Ungeduld und Schrekkhaftigkeit.

Gesichtsdiagnose: ein ganz typisches Wachspuppen-Gesicht, manchmal auch ein auffallender Zungenbelag.

Kurmäßige Anwendung: Zur Regeneration nach Krankheiten, bei Kreuzschmerzen, Muskelproblemen und den hier aufgeführten Beschwerden und Schwächen des Typs Calcium phosphoricum sollte das Salz kurmäßig eingenommen werden: Etwa zwei Monate lang täglich 2-mal 2 Tabletten Calcium phosphoricum D6.

Zusätzlich zur Behandlung mit Calcium phosphoricum sollten bevorzugt kalziumreiche Lebensmittel verzehrt werden. Dazu gehören vor allem Milch, Milchprodukte und Hartkäse. Ein halber Liter Milch oder 50 Gramm Hartkäse täglich genügt, um den Calciumbedarf zu decken.

Typ Ferrum phosphoricum

Menschen dieses Konstitutionstyps leiden häufiger unter chronischen Erkrankungen, die zum Beispiel den Verdauungstrakt

Wer sich vegetarisch ernährt, kann eine verbesserte Eisenresorption durch den gemeinsamen Verzehr von Vitamin -C-reichem Gemüse, Obst und Säften zusammen mit eisenreichen pflanzlichen Lebensmitteln erreichen. Lebensmittel wie Mangold oder Rhabarber verringern wegen ihres hohen Gehalts an Oxalsäure die Eisenaufnahme.

und die Blutgefäße betreffen. Das Immunsystem ist nicht selten überfordert und reagiert zu träge. Wer häufig erkältet ist, also unter Infektanfälligkeit leidet, hat einen erhöhten Bedarf am Salz Ferrum phosphoricum. Bei diesem Typ heilen Wunden nur schlecht, Sehnen und Bänder sind öfter von Entzündungen betroffen, Gedächtnis und Konzentration sind mangelhaft. Es treten häufig Durchblutungsstörungen auf, verbunden mit ewig kalten Füßen und Händen. Auch Störungen des Hautbildes, brüchige Haare und Nägel, häufiges Auftreten von Husten, Mandelentzündungen, Netzhauterkrankungen, Verrenkungen und Muskelkater sind deutliche Hinweise auf die Konstitution vom Typ Ferrum phosphoricum. Er ist außerdem oft überempfindlich und sehr rasch erschöpft.

Gesichtsdiagnose: Bläulicher Schatten (»Ferrum-Schatten«) zwischen Nasenwurzel und innerem Augenwinkel. Außerdem bläulich-schwärzliche Schatten unter den Augen, hochrote Ohren, hektische Flecken im Gesicht oder am Hals.

Kurmäßige Anwendung: Über den Zeitraum eines Vierteljahres morgens auf nüchternen Magen 2 Tabletten Ferrum phosphoricum D12 im Mund zergehen lassen.

Typ Kalium chloratum

Diese Konstitution ist gekennzeichnet durch auffallend empfindliche Schleimhäute. Es tritt oft übermäßig viel Schleim aus und in den Gelenken verdickt sich die Schmiere. Mit einem Wort: Der Flüssigkeitshaushalt des Körpers gerät beim Typ Kalium chloratum leicht durcheinander. Außerdem kommt es häufig zu krankhaften Veränderungen am Herzmuskel und in der Skelettmuskulatur. Weitere Krankheitsbilder, die den Kalium-chloratum-Mangel anzeigen, sind: Heiserkeit, Bronchitis, Luftröhrenkatarrh, Schnupfen, Drüsenentzündungen, Lungen- und Rippenfellentzündungen verlaufen ohne ausreichende Versorgung mit Kalium chloratum wesentlich heftiger. Auch für Schleimbeutelentzündungen gilt dies und für Entzündungen der Mund- und der Magenschleimhaut. Menschen dieses Typs sind äußerst pflichtbewusst und verschlossen.

Gesichtsdiagnose: Häufig zeigt sich Hautgrieß, das sind weißlich-gelbliche Pünktchen, vor allem unter dem Auge, dazu milchig-rötliche Oberlider. Sie werden beschrieben wie mit Deckweiß gemischtes Rot. Das Gesicht wirkt manchmal insgesamt milchig. Die Zunge ist weißgrau belegt, auch die Mandeln können betroffen sein. Bei Erkältungskrankheiten treten zudem weißgraue Auswürfe auf.

Kurmäßige Anwendung: Zwei Monate lang über den Tag verteilt 4–6 Tabletten Kalium chloratum D6.

Kalium übernimmt Funktionen im Energiestoffwechsel und unterstützt Transportvorgänge wie die Einschleusung von Nahrungsbestandteilen in die Zellen. Viel Kalium ist beispielsweise in Vollkornprodukten, Kartoffeln, Gemüsen wie Spinat und Brokkoli, Feldsalat, Nüssen, Champignons, Birnen und Fisch enthalten.

Typ Kalium phosphoricum

Wenn die Verteilung der Kalium- und Phosphat-Ionen im Organismus gestört ist, kann dies zu Muskel- und Nervenschwäche führen. Es treten Muskelschmerzen auf und manchmal sogar Muskellähmungen. Wirkt sich der Mangel auf die Herzmuskulatur aus, so werden durch die beeinträchtigte Herzleistung alle Organe schlecht mit Blut versorgt und funktionieren nur noch ungenügend. Durch eine Stärkung der Herzmuskulatur mit Kalium phosphoricum können diese Schäden behoben werden. Wenn Körperzellen unter einem Mangel an Kalium phosphoricum leiden, erschlaffen sie bis zur Lähmung. Sie zerfallen in einem Ausmaß, dass der Organismus es nicht mehr vermag, sie wegzuschaffen. Sie zersetzen sich dann im Körper und verbreiten üble Gerüche, die mit Harn, Stuhl, Atem und Schweiß nach außen dringen. Mangel an Kalium phosphoricum kann durch übermäßigen Stress hervorgerufen werden. In solchen Situationen wird das Mineralsalz verstärkt verbraucht. Lang anhaltendes Fieber erzeugt großen Bedarf an Kalium phosphoricum. Auch Raucher haben einen weit höheren Bedarf an Kalium phosphoricum als Nichtraucher.

Kalium phosphoricum befindet sich in den Zellen des Gehirns, der Nerven, in den Muskelzellen, in den Blutkörperchen und in der Blut- und Gewebsflüssigkeit. Mangel an diesem Mittel mindert körperliche, geistige und seelische Fähigkeiten. Es ist also ein Nährsalz bei Neurasthenie, Schlaflosigkeit, Erschöpfungszuständen des Körpers und Geistes, Gedächtnisschwäche, Herzschwäche, Muskelschwäche und Lähmungsgefühl.

Die Heilwirkung, die durch Schüßler-Salz erzielt werden kann, ist oft verblüffend. Vor allem die Gedächtnisleistung und das Konzentrationsvermögen können durch kurmäßige Anwendung von Kalium phosphoricum verbessert werden, auch der Schlaf wird tiefer und ruhiger.

Gesichtsdiagnose: Im Gesicht überwiegt bei sehr starkem Mangel die Farbe grau, fast »schmutzig«. Eingefallene Schläfen sind ebenfalls charakteristisch für einen ausgeprägten Mangel an Kalium phosphoricum. Dazu kommen senffarbener Zungenbelag und übler Mundgeruch.

Kurmäßige Anwendung: Mindestens 4 Wochen lang morgens 10 Tabletten Kalium phosphoricum D6 in heißem Wasser auflösen und schluckweise trinken. Bei Bedarf kann der Anwendungszeitraum auch verdoppelt werden.

Typ Kalium sulfuricum

Dieser Konstitutionstyp braucht viel frische Luft. Denn wenn der Organismus über zu wenig Kalium sulfuricum verfügt, kommt es zu Sauerstoffmangel. Viele Krankheiten, die auf diesen Mangel zurückzuführen sind, bessern sich deshalb beim Typ Kalium sulfuricum bei häufigem Aufenthalt an frischer Luft. In geschlossenen Räumen dagegen verschlimmern sie sich. Andererseits verschlimmern sich diese Mangelkrankheiten gerade am Abend, wenn man sich für gewöhnlich innerhalb des Hauses aufhält, in geheizten Räumen mit verbrauchter Luft. Patienten, die an einem solchen Mangel-Syndrom leiden, haben ein ausgeprägtes Verlangen nach guter und kühler Luft. Werden sie daran gehindert und der Mineralmangel nicht behoben, treten vermehrt Mattigkeit, Schwindel, Herzklopfen, Angstgefühle, Traurigkeit, Kopf- und Gliederschmerzen auf. Da Kalium sulfuricum sich in den Oberhautzellen und Muskeln ansammelt – meistens zusammen mit Eisen – entstehen beim Fehlen des Salzes außerdem Abstoßungen der Zellen und der Haut.

Gesichtsdiagnose: Charakteristisch sind Pigmentflecken, bräunlich-gelbe Hautverfärbungen wie ein etwas »schmutziges« Make-up. Sie verlaufen A-förmig von der Nasenwurzel zum unteren Kinnrand hin. Oft zeigt sich ein bräunlich-gelblicher Schatten um die Augen. Es treten vermehrt »Altersflecken« auf.

Kurmäßige Dosierung: Kalium sulfuricum D6 sollte über 2–3 Monate eingenommen werden. Am besten lässt man über den Tag verteilt 3-mal täglich 1 Tablette im Mund zergehen.

Typ Magnesium phosphoricum

Konstitutionstypen, denen dieses Salz im Organismus fehlt, können von blitzartig einschießenden Schmerzen gepeinigt werden, die bohrend oder krampfartig sind. Der Grund: Magnesium phosphoricum befindet sich vor allem in den Muskeln, Blutkörperchen und Nerven, in Gehirn und Rückenmark, in Knochen und Zähnen. Sein Fehlen hat Krämpfe aller Art zur Folge, wie Herzkrampf, Magenkrampf, Blasenkrampf, Wadenkrampf usw. und zieht blitzartig einschießende, wechselnde und wandernde Schmerzen nach sich. Es treten außerdem des öfteren Magen-, Leib-, Gallen- und Nierenkoliken auf.

Krämpfe und Schmerzen wandern nicht selten von einem Bereich des Körpers in einen anderen, wo sie wieder wie aus heiterem Himmel auftreten. Genau so schnell hilft aber auch der Einsatz von Magnesium phosphoricum. Dieses Mineralsalz, besonders als »Heiße Sieben« eingenommen (siehe unter Dosierung), kann Schmerzen blitzartig zum Verschwinden bringen. Es ist das schnellste Mittel der Biochemie. Im

Magnesium phosphoricum ist das beliebteste Mittel der Biochemie, weil es schnell hilft und Schmerzen tatsächlich oft blitzartig verschwinden. Ein Magnesiummangel mit seinen oft schlimmen Folgen kann durch dieses Salz ausgeglichen werden.

menschlichen Körper sind ganze 25 Milligramm Magnesium vorhanden, die Hälfte davon in den Knochen. Und dennoch kann ein Mangel an diesem Mineral schlimme Folgen auslösen, von Störungen im Gehirn über Herzinfarkte bis zu chronischen Leiden. Auch die Anfälligkeit für Krebs soll durch einen Mangel an Magnesium phosphoricum erhöht werden.

Gesichtsdiagnose: Nicht selten tritt eine intensive, meist scharf begrenzte Rötung schlagartig irgendwo im Gesicht auf. Am häufigsten links und rechts der Nasenflügel. Außerdem, was sich nicht im Gesicht zeigt, sondern in einem besonderen Bedürfnis: Oft besteht Heißhunger auf Schokolade!

Kurmäßige Anwendung: Man sollte das Salz Magnesium phosphoricum D6 etwa sechs Wochen lang zuführen. Bewährt hat sich die Einnahme am Abend. Die Dosis sollte 10 Tabletten auf einmal betragen, am besten als »Heiße Sieben«: Die 10 Tabletten mit dem Salz Nummer 7, Magnesium phosphoricum, in einem halben Glas heißem Wasser auflösen und langsam schlürfen.

Menschen, die unter Natriummangel leiden, haben häufig ein etwas geschwollenes Gesicht und leiden unter Druckschmerzen im Magen und haben oft Taubheitsgefühle in Händen und Füßen. Die kurmäßige Anwendung von Natrium chloratum ist eine große Hilfe für die Betroffenen.

Typ Natrium chloratum

Natrium chloratum kommt in allen Körperflüssigkeiten und Geweben vor. Es reguliert die Wasseraufnahme und Wasserabgabe der Zellen. Störungen des Wasserhaushaltes sind typisch für den Typ Natrium chloratum. Sie zeigen sich zum Beispiel durch Kältegefühle längs des Rückgrates, aber auch an Händen und Füßen. Außerdem hat dieser Typ häufig ein gedunsenes Gesicht. Ein empfindlicher Magen ist auch keine Seltenheit. Nach den Mahlzeiten kommt es dadurch oft zu einem Spannungsgefühl, zu Druckschmerzen in der Magengrube. Schleimhautkatarrhe, Durchfälle, zu wenig Magensäure, Verstopfung und Taubheitsgefühle in Händen und Füßen sind charakteristisch. Außerdem kommen nässende Hautausschläge, Kopfschmerzen, Tränen- und Speichelfluss vor – der Körper will Flüssigkeit unter allen Umständen loswerden. Auch rheumatische Beschwerden, nervöse Störungen bis hin zur Hysterie sowie andererseits totale Antriebsschwäche können Ausdruck der Konstitution Natrium chloratum sein. Schließlich kann es auch zu einer ansteigenden Herzfrequenz, zu Übelkeit und Erbrechen kommen.

Gesichtsdiagnose: Grobporige, etwas schwammig wirkende Haut, fettiger Glanz, vor allem auf Lidern und Nase, rötlich entzündeter Lidrand.

Kurmäßige Anwendung: Man sollte über 6 Wochen Natrium chloratum D6 zu sich nehmen. Am besten 3-mal täglich 2 Tabletten.

Typ Natrium phosphoricum

Dieser Typ hat vor allem mit einer Übersäuerung seines Körpers zu kämpfen. Das Fehlen des Salzes Natrium phosphoricum ist dafür die Ursache. Menschen, die übersäuert sind und einen Mangel an Natrium phosphoricum haben, sind oft chronisch krank, klagen häufig über saures Aufstoßen (Sodbrennen), wirken missmutig (»sauer« eben), sogar ihr Schweiß riecht sauer.

Als Folge eines Mangels an Natrium phosphoricum und der damit verbundenen chronischen Übersäuerung kann es zu Gicht und Rheuma kommen. Auch der Fettstoffwechsel wird in Mitleidenschaft gezogen, wenn zu wenig Natrium phosphoricum zur Verfügung steht. Dadurch kommt es dann häufig zu Verdauungsstörungen, vor allem nach fettreichen Mahlzeiten, und längerfristig besteht sogar eine Neigung zu Gallensteinen. Dass eine Behandlung erforderlich ist, wird aber auch durch eine Milchunverträglichkeit angezeigt und durch häufig wiederkehrende Blasenentzündungen. Die Psyche des Typs Natrium phosphoricum ist gekennzeichnet durch Schwankungen zwischen Gereiztheit und Niedergeschlagenheit.

Es lohnt sich, die Behandlung mit Natrium phosphoricum durch die richtige Ernährung zu unterstützen. Nahrungsmittel wie Fleisch, Käse und Getreide sind säurebildend, Gemüse, Obst und Milch basenbildend. Fleisch und Zucker sind Säurebildner und »Basenräuber« Nummer eins.

Gesichtsdiagnose: Die Gesichtsfarbe dieses Typs ist oft ungesund, fahl, gelblich, fettig glänzend. Er wird von Mitessern und Pickeln heimgesucht, aber auch von chronischen Entzündungen wie Akne und Ekzeme. Außerdem verlaufen so genannte Säurefalten im Gesicht dieses Konstitutionstyps, das sind senkrecht auf die Oberlippe zulaufende Linien.

Kurmäßige Anwendung: Es ist eine Behandlung über den Zeitraum von mindestens drei Monaten erforderlich. Die Einnahme von Natrium Phosphoricum D6 sollte über den ganzen Tag verteilt erfolgen. Insgesamt sind 6–8 Tabletten einzunehmen.

Wegen seiner violettroten Gesichtsfarbe wird der Typ Natrium sulfuricum fälschlicherweise oft für alkoholabhängig gehalten. Er ist häufig antriebslos und verstimmt. Charakteristisch für ihn sind außerdem Magenverstimmungen und Verdauungsprobleme.

Typ Natrium sulfuricum

Wenn es draußen feucht und kühl ist, verschlimmern sich die Beschwerden des Typs Natrium sulfuricum auffallend. Sie reichen von unangenehmen Wasseransammlungen (Ödemen) bis hin zu unkontrollierten Harnabgängen und Bettnässen. Dieser Konstitutionstyp fühlt sich nicht selten total abgeschlagen, obwohl noch kein Fieber vorliegt. Ein grippaler Infekt ist dann oft die Folge. Auch mit Magenverstimmungen und Verdauungsstörungen hat er öfter zu tun als andere. Wenn Milz und Leber beim Betasten empfindlich reagieren, sich vergrößert anfühlen und stichartige Schmerzen machen, liegt ebenfalls der Verdacht auf einen Mangel an Salz Nr. 10 nahe. Auch öfter vorkommende seelische Verstimmungen deuten auf den Typ Natrium sulfuricum hin.

Gesichtsdiagnose: Im Gesicht tritt öfter eine auffallende violettrote Verfärbung auf. Der Typ Natrium sulfuricum wird deshalb nicht selten des Alkoholmissbrauchs verdächtigt.

Kurmäßige Anwendung: Eine Kur sollte mindestens vier, besser sechs Wochen andauern. Dabei sollten vor den drei Hauptmahlzeiten jeweils 2 Tabletten Natrium sulfuricum D6 eingenommen werden.

Typ Silicea

Silicea (Kieselsäure) ist ein Bestandteil des Bindegewebes, der Oberhaut, der Schleimhaut, der Haare, der Nägel, der Knochen und Nerven. Das Salz gibt den Geweben Halt, Festigkeit und Widerstandsfähigkeit. Sein Mangel bewirkt eine Verschlechterung der Körperverfassung, Erschöpfung, Unterernährung und frühzeitiges Altern. Dieser Typ leidet nicht selten unter Gelenkbeschwerden und Arthrosen. Auch die Bildung von Nierengrieß und auffällige blaue Flecken am Körper sind typisch für ihn. Manchmal kommt es außerdem zu Wachstumsstörungen des Haares, zu Drüsenentzündungen und zu Akne. Wer unter Silicea-Mangel leidet, neigt auch zu Kopfschmerzen, die sich vom Nacken her ausbreiten. Außerdem werden Menschen mit einem zu geringen Silicea-Haushalt öfter krank, sie frieren leichter und erkälten sich häufiger. Die Psyche ist durch Wankelmütigkeit und mangelndes Selbstvertrauen gekennzeichnet.

Gesichtsdiagnose: Frühzeitig erschlafft beim Typ Silicea das Bindegewebe. Die Folgen sind raue Haut, Runzeln und tiefe Falten. Die ehedem glatte Haut wird rissig und spröde, es kommt zu Haarausfall und brüchigen Nägeln.

Kurmäßige Anwendung: Die Kur sollte die Dauer eines Vierteljahres nicht unterschreiten. Dabei empfiehlt es sich, täglich 3-mal je eine Tablette Silicea D12 einzunehmen.

Silicea ist das Mittel zur Stärkung und Festigung des Bindegewebes. Wer brüchige Nägel hat, unter Cellulite leidet und sehr schnell blaue Flecke bekommt, für den ist Silicea das Mittel der Wahl, und er sollte es kurmäßig anwenden.

Typ Calcium sulfuricum

Calcium sulfuricum kommt in der Galle und in der Leber vor. Der Typ Calcium sulfuricum, der zu wenig davon besitzt, leidet vermehrt an Eiterungen und Abszessen, Rachitis, Blasen- und Nierenentzündungen. Ein Mangel an diesem Mineral ist aber eher selten, und er kann oft auch durch andere Mineralien ausgeglichen werden, zum Beispiel durch Natrium phosphoricum oder Silicea. Dennoch soll hier festgehalten werden, dass Calcium sulfuricum am Aufbau der Knorpel beteiligt ist und in einer Reihe von Aminosäuren vorkommt, den Eiweißbausteinen also, die am wichtigsten sind. Auch im Enzym- und Hormonhaushalt des Organismus spielt es eine wichtige Rolle. Deshalb könnte ein Mangel zu Energieverlust und Schwächen im Bewegungsapparat führen, zu Infektionsanfälligkeit und verzögerter Heilung.

Gesichtsanalyse: Die Haut erscheint oft auffallend weiß. Man spricht von »alabasterweiß« oder »gipsweiß«. Der weiße Ton ist vor allem um die Augen herum verbreitet und scheint von innen herauszukommen, nicht als Schicht auf der Haut zu liegen. Eiterungen – Abszesse und Akne – treten ebenfalls vermehrt und häufig auf.

Kurmäßige Anwendung: Calcium sulfuricum D6 wurde von Dr. Schüßler in seinen letzten Lebensjahren nicht mehr eingesetzt. Es gilt heute als so genanntes Ergänzungsmittel und kann bei den genannten Beschwerden zusätzlich zu anderen Salzen, zum Beispiel zu Natrium phosphoricum, eingenommen werden. Dabei genügt eine Tablette pro Tag.

Damit die Wirkung der Schüßler-Salze voll zur Wirkung kommen kann, sollten die Einnahmevorschriften genau beachtet werden. Wichtig ist auch, während der Einnahmezeit nicht zu rauchen und keinen Alkohol zu trinken.

Wichtige Hinweise für die Einnahme

Bei chronischen Krankheiten ist es wirklich von Bedeutung, die Tabeletten über einen längeren Zeitraum und ganz regelmäßig einzunehmen. Die empfohlene Dosis (Regeldosierung) beträgt 3-mal 2 Tabletten pro Tag – zu Beginn der Kur werden über einige Tage auch 6-mal täglich 2 Tabletten empfohlen. Im akuten Krankheitsfall ist es sehr wichtig, die Tabletten in kurzen Abständen einzunehmen. Bewährt hat sich die Dosis von 2 Tabletten alle 10 Minuten. Bei manchen fiebrigen Entzündungsprozessen ist sogar die Einnahme in Abständen von 5 Minuten möglich (siehe auch die Empfehlungen bei den einzelnen Krankheitsbildern).

Auf der Zunge zergehen lassen

Die Mittel sollten langsam auf oder unter der Zunge zergehen, damit sie möglichst im Mund schon gänzlich von den Schleimhäuten aufgenommen werden können. Falsch ist es, sie mit Mineralwasser oder Tee hinunterzuspülen. Sie sollten nämlich nach Möglichkeit gar nicht in den Magen gelangen, weil sie dort durch die Säurewirkung verändert werden können.

Bei der Einnahme der Schüßler-Salze immer daran denken, dass die Tabletten ganz langsam gelutscht werden sollten, damit sie im Mund zergehen, gut von der Schleimhaut aufgenommen und rasch wirksam werden können.

Nicht mischen, sondern wechseln

Wenn mehrere Mittel zur Behandlung der Beschwerden genannt sind, so sollten diese nicht gemischt eingenommen werden, sondern stets im Wechsel.

Günstigste Einnahmezeit

Die günstigste Zeit der Einnahme ist – abgesehen vom akuten Fall mit seinen kurzen Einnahmeintervallen – eine halbe Stunde vor einer Mahlzeit. Auch die Einnahme etwa 1 Stunde nach dem Essen ist günstig. In beiden Fällen hat der Körper nämlich die Möglichkeit, auch die Anteile der Salze, die man hinuntergeschluckt hat und die nicht im Mund aufgenommen werden konnten, noch zu resorbieren.

Akute Beschwerden heilen – von A bis Z

Die Selbstmedikation mit Schüßler-Salzen ist denkbar einfach. Welches Salz sich zur Heilung welcher Beschwerden eignet, erfahren Sie in diesem Kapitel. Am schnellsten helfen Schüßler-Salze dann, wenn man die Beschwerden genau diagnostiziert, das Salz auf seinen Konstitutionstyp hin auswählt und gezielt einsetzt.

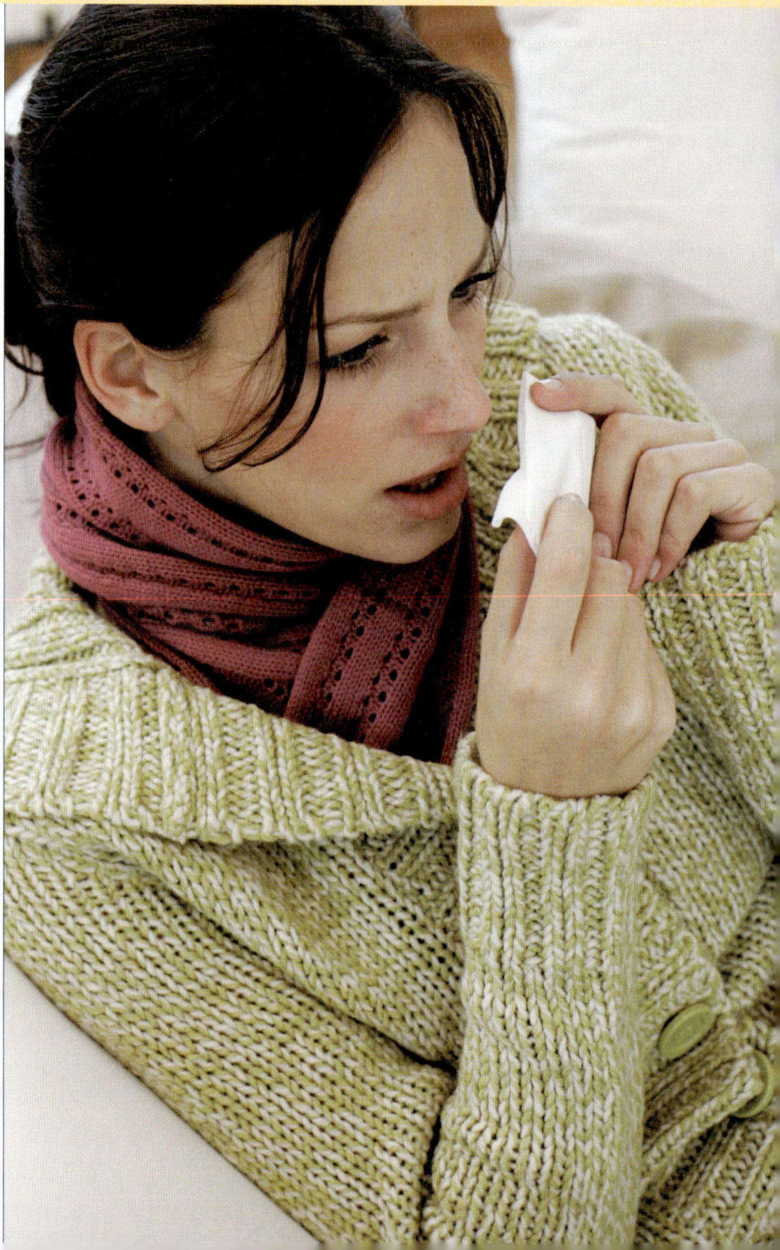

Symptome und dafür geeignete Salze

Manchmal wird mehr als ein Salz genannt, weil eben mehrere in Frage kommen. Sie können dann (im Wechsel) kombiniert werden. In der Praxis hat sich gezeigt, dass die beste Wirkung mit drei, maximal vier Salzkombinationen erzielt wird.

Der wichtigste Grundsatz bei der Selbstbehandlung mit Schüßler-Salzen: Bei allen unklaren Erkrankungen, bei Fieber, bei heftigen Beschwerden, die nicht nachlassen, muss immer ein Arzt aufgesucht werden. In Absprache mit dem Arzt kann zur Unterstützung der Behandlung jedoch eine Therapie mit den Salzen durchgeführt werden.

Abszess

Wenn sich schmerzhafte, heiße Entzündungsherde bilden, nimmt man Ferrum phosphoricum D12. Bei einer Schwellung kann man zwischen Ferrum phosphoricum D12 und Kalium chloratum D6 abwechseln. Bei Eiterbildung wendet man Silicea D12 an. Zusätzlich empfiehlt sich Calcium sulfuricum D12, das auch beim Abheilen hilft.

Abwehrschwäche (Immunschwäche)

Wer infektanfällig und ständig erkältet ist, hat mit hoher Wahrscheinlichkeit ein gestörtes Immunsystem. Dagegen kann man im akuten Fall Silicea D12 einsetzen, das anregend auf die Abwehrzellen des Körpers wirkt. Immunstärkend wirkt das folgende zwölfwöchige Programm: Vier Wochen lang täglich 3-mal 2 Tabletten Ferrum phosphoricum D12. Danach weitere vier Wochen lang täglich 3-mal 2 Tabletten Magnesium phosphoricum D6. In den letzten vier Wochen täglich 3-mal 2 Tabletten Kalium sulfuricum D6 (Kinder jeweils 3-mal täglich 1 Tablette).

Akne

Gegen diese vor allem bei Jugendlichen auftretende Hauterkrankung empfiehlt es sich, einige Monate lang über den Tag verteilt 6 Tabletten Natrium phosphoricum D6 einzunehmen.

Bei stark eitrigen Pusteln hat es sich bewährt, stattdessen Tabletten mit Silicea D12 einzusetzen. Ein gutes Ergänzungsmittel ist Arsenum jodatum D12.

Angstgefühle

Sie sind heute weit verbreitet. Während sie früher nur als Störung im Nervensystem angesehen wurden, gelten sie heute als echtes Krankheitsbild. Zur Therapie empfehlen sich bei erhöhter Nervosität 3-mal täglich 2 Tabletten Kalium phosphoricum oder Magnesium phosphoricum. Bei depressiver Stimmungslage empfiehlt sich – ebenfalls in der gleichen Dosis – Lithium chloratum D12.

t Tipp

Wer häufig unter Aphthen leidet, sollte einmal darauf achten, ob sie nach dem Genuss bestimmter Lebensmittel auftreten. Es kann sein, dass Zitrusfrüchte, Walnüsse, Tomaten, Gewürze oder auch Wein bei der Entstehung der schmerzhaften Bläschen eine Rolle spielen.

Aphthen

Diese oft auch als »Soor« bezeichnete Entzündung der Mundschleimhaut behandelt man mit Ferrum phosphoricum D12. Es hat sich bewährt, alle Viertelstunde eine Tablette im Mund zergehen zu lassen. Bei weißen Belägen auf den Schleimhäuten nimmt man stündlich 1 Tablette Kalium chloratum D6. Bei Bläschen in den Mundwinkeln hilft Natrium chloratum D6 in gleicher Dosierung.

Antriebsschwäche

Dazu kommt es oft nach schweren Infekten, bei erhöhtem Stress und überreizten Nerven. Einen kräftigen Anschub kann hier Kalium phosphoricum D6 bringen. Außerordentlich bewährt hat sich eine Einnahme, die vergleichbar ist mit der »Heißen Sieben«. Am besten löst man bereits vor dem Frühstück 10 Tabletten in einem Glas mit heißem Wasser auf und trinkt die Mischung, möglichst heiß, Schluck für Schluck. Wenn das nicht genügt, um am Morgen in Schwung zu kommen, kann man diese Anwendung ohne weiteres bis zu 3-mal täglich wiederholen.

Arteriosklerose

Die wichtigsten Mittel der Schüßler-Therapie gegen diese Zivilisationskrankheit sind 3-mal täglich 1 Tablette Calcium fluoratum D12 für die Verbesserung der Gefäßelastizität. Es sollte als Begleittherapie zur ärztlichen Versorgung dauerhaft eingenommen werden. Dazu in Kombination Silicea D12 (gleiche Dosierung) um ein Fortschreiten der Krankheit zu verhindern. Magnesium phosphoricum D6 nimmt man bei Verengung der Arterien und bei Schmerzen im Bereich des Herzens. Die Dosis beträgt 5-mal täglich 1 Tablette. Kalium phosphoricum D12 wird besonders bei Beklemmungen, drohendem Herzversagen und depressiver Stimmung empfohlen. Die Dosis: 6-mal täglich 1 Tablette.

Arthrose

Zur Linderung von schmerzhaften Gelenksabnutzungen haben sich bewährt: Calcium fluoratum D12, Calcium phosphoricum D6 und Natrium chloratum D6, 3-mal 2 Tabletten im täglichen Wechsel eingenommen.

Asthma

Auch gegen diese immer mehr um sich greifende Atemwegserkrankung gibt es eine Begleittherapie mit Schüßler-Salzen, die zusätzlich zu ärztlich verordneten Medikamenten angewandt werden sollte. Für die verschiedenen Beschwerdeformen stehen zur Verfügung: Bei akuten Anfällen: Alle 5 Minuten 1 Tablette Kalium phosphoricum D6. Nach Abklingen der akuten Phase alle 2 bis 3 Stunden 1 Tablette.

Asthmatiker wissen, dass gezielte Atemübungen ihre Beschwerden lindern, tiefes Ein- und Ausatmen die Bronchien entspannen können. Ein einfacher Trick vom Atemtherapeuten: Beim Einatmen die Zunge gegen den Gaumen drücken, weil dadurch automatisch tief in den Bauchraum geatmet wird.

Aufstoßen

Wenn es sauer aufstößt, was meist nach fettreichen und süßen Speisen vorkommt, nimmt man über den Tag verteilt 4 bis 6 Tabletten Natrium phosphoricum D6 ein. Gegen Sodbrennen (saures Aufstoßen mit brennendem Rückfluss in die Speiseröhre) hat sich besonders Calcium phosphoricum bewährt. Dosierung: 4 bis 6 Tabletten über den Tag verteilt.

Bandscheibenerkrankungen

Als Therapeutikum sehr bewährt hat sich die Einnahme von Calcium fluoratum D12 im Wechsel mit Silicea D12. Die Dosis: 6 Tabletten (je 3) täglich über einen längeren Zeitraum hinweg.

Bindehautentzündung

Wenn es sich um Conjunktivitis catarrhalis, den Bindehautkatarrh handelt, ist das wichtigste Mittel Ferrum phosphoricum D12. Es hat eine entzündungshemmende Wirkung. Die empfohlene Dosierung: alle 15 Minuten 1 Tablette im Mund zergehen lassen. Bewährt hat sich auch, Ferrum phosphoricum D12 im Wechsel mit Natrium chloratum D6 einzunehmen.

Wer langsam isst und gründlich kaut, tut schon sehr viel, um Blähungen zu vermeiden. Neben der Behandlung mit den hier empfohlenen Schüßler-Salzen helfen auch krampflösende warme Bäder, viel Bewegung und Tees von Heilpflanzen wie Fenchel, Kamille, Kümmel oder Schöllkraut.

Blähungen

Wenn es ganz besonders schlimm ist, hilft die »Heiße Sieben«. Man gibt 10 Tabletten Magnesium phosphoricum D6 in eine Tasse und übergießt mit möglichst heißem Wasser. Die Lösung wird langsam und schluckweise eingenommen (etwa alle 2 bis 3 Minuten ein Teelöffel). Wenn die Blähungen mit saurem Aufstoßen einhergehen, nimmt man 6-mal täglich 1 Tablette Natrium sulfuricum D6 im Wechsel mit Calcium fluoratum D12 und lässt sie langsam im Mund zergehen.

Bläschenausschlag (z. B. Herpes)

Welches Schüßler-Salz bei Bläschen auf der Haut in Frage kommt, hängt von ihrem Inhalt ab. Bei hellem, wässrigem Bläscheninhalt ist Natrium chloratum D6 das richtige Mittel. Man nimmt 5-mal täglich eine Tablette. Bei gelblichem Bläscheninhalt: Natrium sulfuricum D6, fünf Tabletten täglich.

Wenn die Flüssigkeit wässrig-blutig ist, hilft Kalium phosphoricum D6. In diesem Falle alle Viertelstunde eine Tablette im Mund zergehen lassen. Bei eitrigen Bläschen nimmt man Silicea D12, mindestens 3-mal täglich. Nach dem Aufbrechen der Bläschen sollte dann Kalium sulfuricum D6 in der Dosierung 3-mal täglich 2 Tabletten angewendet werden.

Blasenentzündung

Diese bakterielle Infektionskrankheit bekämpft man durch die Einnahme von Ferrum phosphoricum D12. Dosierung: 3 bis 4 Tabletten pro Stunde im Mund zergehen lassen. Ab dem zweiten Tag im Wechsel mit Natrium phosphoricum D6. Wenn die Beschwerden abklingen, genügen ab dem dritten Tag je 3-mal 2 Tabletten.

Häufiges Wasserlassen durchspült die Harnwege und verringert die Gefahr einer Infektion. Deshalb ist es bei einer Blasenentzündung enorm wichtig, viel zu trinken, möglichst harntreibende Tees, z.B. aus Bärentraubenblättern.

Bronchitis

Sobald es im Hals kratzt, die Bronchien sich verkrampfen und Hustenreiz auftritt, sollte man Schüßler-Salze zur Hand haben. Empfohlene Maßnahme: halbstündlich eine Tablette Ferrum phosphoricum D12 im Mund zergehen lassen. Es ist ein wichtiger Entzündungshemmer. Wenn Krampfhusten einsetzt und zäher Schleim die Atmung erschwert, werden alle 15 bis 30 Minuten 10 Tabletten Magnesium phosphoricum in einer Tasse mit heißem Wasser (»Heiße Sieben«) gelöst und schluckweise getrunken. Zur Ergänzung kann man immer wieder eine Tablette Calcium fluoratum im Mund zergehen lassen, besonders bei schleimigem Auswurf. Wenn die Beschwerden von Fieber und Schweißausbrüchen begleitet sind, sollte man stündlich 1 Tablette Kalium chloratum lutschen.

Ferrum phosphoricum D12 ist ein wichtiger Entzündungshemmer und bei Erkrankungen der Atemwege und gereizten Schleimhäuten, also auch bei Schnupfen, äußerst hilfreich.

Durchfall

Wenn es bei wässrigen Durchfällen zu Bauchkrämpfen kommt, hilft meist Magnesium phoshoricum D6. Dosierung: Alle 5 Minuten eine Tablette in heißem Wasser gelöst einnehmen. Bei schleimigen Durchfällen lässt man alle 5 bis 10 Minuten eine Tablette Natrium chloratum D6 im Mund zergehen.

Die Lymphdrüsen sind Organe der körpereigenen Abwehr, die sich durch die starke Belastung im Infektionsfall entzündlich verändern und dadurch dick werden.

Drüsenschwellungen

Das entzündungshemmende Ferrum phosphoricum D12 ist hier genau das richtige Mittel. Am besten lutscht man alle 10 Minuten eine Tablette. Die Wirkung wird noch verbessert, wenn man mit Kalium chloratum D6 abwechselt. Wenn die Lymphknoten bei Berührung stark schmerzen, sollte man außerdem 6-mal täglich zu Silicea D12 greifen. Wenn die Drüsen sich vor allem hart anfühlen, hilft meistens eine Behandlung mit Calcium fluoratum D12, 3-mal täglich.

Fieber

Fieber hilft dem Körper bei der Stärkung der Immunabwehr. Es ist also keine Krankheit, sondern eine Reaktion auf äußere oder innere Einflüsse. Ein natürliches und wirksames Mittel zur Fiebersenkung ist der Wadenwickel.

Bei nur leicht erhöhten Temperaturen alle 10 Minuten eine Tablette Ferrum phosphoricum D12 im Mund zergehen lassen. Wenn das Fieber über 39 °C ansteigt, nimmt man stattdessen Kalium phosphoricum D6 in gleicher Dosierung ein. Wenn zahnende Kinder fiebrig werden, gibt man stündlich 1 Tablette Ferrum phosphoricum D12 im Wechsel mit Silicea D12.

Fingernägel, brüchige

Wenn es nur die Nägel sind, die Probleme machen: täglich 3-mal 2 Tabletten Silicea D12. Wenn jedoch eine allgemeine Bindegewebsschwäche besteht, nimmt man im täglichen Wechsel Silicea D12 und Calcium fluoratum D12, und zwar jeweils 3-mal 2 Tabletten.

Gastritis

Diese äußerst schmerzhaften Magenschleimhaut-Entzündungen (Magenkatarrh) können krampfartig auftreten, wie Koliken. Neben diätetischer Ernährung und ärztlicher Behandlung haben sich auch die folgenden Anwendungen mit Schüßler-Salzen bewährt: Wenn – z. B. nach dem Essen – Schmerzen auftreten und der Patient leicht fiebert, gibt man alle 10 Minuten 1 Tablette Ferrum phosphoricum D12, aufgelöst in etwas Wasser. Sobald die Schmerzen krampfartig werden und Übelkeit oder Durchfall hinzukommen, alle 5 Minuten eine in heißem Wasser gelöste Tablette Magnesium phosphoricum D6 einnehmen.

Um Magenbeschwerden nicht zu verschlimmern, sollten Alkohol, Kaffee, Zitrusfrüchte und stark gewürzte Speisen möglichst gemieden werden. Melissentee, regelmäßig getrunken, kann die Behandlung mit Schüßler-Salzen unterstützen.

Gelenkentzündung

Beim akuten Auftreten entzündlicher Gelenke nimmt man alle 15 Minuten je 1 Tablette Ferrum phosphoricum D12 und 1 Tablette Calcium fluoratum D12 im Wechsel ein. Im chronischen Verlauf werden 3-mal täglich abwechselnd 2 Tabletten Calcium phophoricum D6, Natrium chloratum D6 und Kalium sulfuricum D6 eingenommen. Wenn die Entzündung abklingt, sollte man noch einige Wochen 4-mal täglich je 2 Tabletten Kalium chloratum D6 und Calcium fluoratum D12 abwechselnd anwenden.

Gesichtsneuralgie

Dieser sehr schmerzhaften Reizung oder Entzündung des Trigenimusnervs begegnet man mit der »Heißen Sieben«: 10 Tabletten Magnesium phosphoricum in einer Tasse mit heißem Wasser auflösen, schluckweise trinken und alle 2 Stunden wiederholen.

Gicht

Am besten helfen Silicea D12 und Natrium phosphoricum D6 ab den ersten Anzeichen. Silicea löst die Harnsäureablagerungen auf und Natrium phosphoricum verhindert ihre Neubildung. Dosierung: täglich 3-mal 1 Tablette Silicea D12, stündlich 1 Tablette Natrium phosphoricum D6.

Tipp

Ein oder zwei Fastentage, an denen nur rohe Gemüsesäfte getrunken werden, können die akuten Schmerzen bei einem Gichtanfall rasch lindern und die Behandlung mit Silicea sinnvoll unterstützen.

Grippaler Infekt

Diese fieberhafte Erkrankung zeigt ähnliche Symptome wie die echte Virusgrippe Influenza. Wirkliche Klarheit kann nur die ärztliche Diagnose liefern. Bei einem grippalen Infekt wirken die Schüßler-Salze recht gut, bei der echten Virusgrippe können sie als flankierende Maßnahme eingesetzt werden. Als Mittel nimmt man gleich bei den ersten Anzeichen alle 10 Minuten 1 Tablette Ferrum phosphoricum D12. Danach, wenn der Infekt sich etabliert hat, alle 30 Minuten 1 Tablette Kalium chloratum D6. Später, wenn das Krankheitsbild den Höhepunkt bereits überschritten hat, sollten täglich 6-8 Tabletten (alle 2 Stunden eine) Kalium chloratum D6 eingenommen werden.

Ein grippaler Infekt wird zu den so genannten »banalen« Infekten gerechnet, was der Betroffene selbst aber ganz anders empfindet. Meist sind Viren der Auslöser. Symptome einer Grippe sind Kopf- und Gliederschmerzen, Fieber und eine Entzündung der Schleimhäute der Atemwege.

Halsentzündung

Gleich bei den ersten Symptomen alle 5 Minuten eine Tablette Ferrum phosphoricum D12 im Mund zergehen zu lassen. Wenn die Mandeln besonders betroffen sind, nimmt man alle 5 Minuten 1 Tablette Kalium phosphoricum D6. Wer in der kalten Jahreszeit ständig Halsprobleme hat, sollte jede Stunde eine Tablette einnehmen, und zwar Kalium phosphoricum D6 im Wechsel mit Calcium phosphoricum D6.

Hämorrhoiden

Bei knotigen Erweiterungen der Adern im Bereich des unteren Mastdarms sollte man am besten alle 30 Minuten 1 Tablette Ferrum phosphoricum D12 im Mund zergehen lassen. Bei starken Druckschmerzen, die ohne Entzündung entstehen, hilft Magnesium phosphoricum D6. Für die Einnahme empfiehlt es sich, alle 15 Minuten 1 Tablette in heißem Wasser aufzulösen. Wenn die Hämorrhoiden jucken oder brennen ist Kalium phoshoricum D6 das Mittel der Wahl. Die Dosierung beträgt 6 Tabletten pro Tag (etwa alle 2 bis 3 Stunden eine).

Herzbeschwerden

Ohne ärztliche Diagnose darf in Herzensangelegenheiten keine Behandlung erfolgen. Schüßler-Salze sind aber eine gute Begleittherapie auch bei Erkrankungen in diesem Bereich. Zur Unterstützung bei Herzrasen (Herzklopfen) können bei häufigem (chronischem) Auftreten vor allem Calcium phosphoricum D6, Kalium phosphoricum D6 und Magnesium phosphoricum D6 angewandt werden. Am besten im täglichen Wechsel jeweils alle 2 Stunden zwei Tabletten im Mund zergehen lassen. Bei einem akuten Auftreten wird die Dosis auf abwechselnd 2 Tabletten alle 10 Minuten erhöht. Außerdem empfiehlt es sich, in solchen Fällen 10 Tabletten Magnesium phosphoricum D6 in einer Tasse mit heißem Wasser aufzulösen (»Heiße Sieben«) und schluckweise zu trinken. Danach sollte man alle 10 Minuten 1 Tablette auflösen und bis zum Ende der akuten Beschwerden einnehmen.

Anzeichen für Herzerkrankungen sind Atemnot bei geringer körperlicher Belastung, schneller Puls, bläuliche Verfärbung der Lippen, Wasseransammlungen in den Beinen, Angstgefühle und ein chronischer Bronchialkatarrh. Wichtig ist einerseits eine Entlastung des Herzens, andererseits aber auch ein dosiertes Bewegungstraining zur Stabilisierung von Herz und Kreislauf.

Hexenschuss

Dieser wirklich wie ein Schuss ins Kreuz fahrende Schmerz kann die Lendenwirbelsäule weitgehend blockieren. Typisch ist die krampfartige Verspannung der Muskeln im unteren Rücken. Sie tritt schlagartig ein und ist das zentrale Problem: Ehe sie nicht wieder gelöst ist, lassen die Schmerzen nicht nach. Man nimmt beim ersten Auftreten gleich alle 10 Minuten eine Tablette Ferrum phosphoricum D12. Dazu bei starken Schmerzen alle 5 Minuten 1 Tablette Magnesium phosphoricum in einer Tasse mit heißem Wasser aufgelöst ein oder greift zur »Heißen Sieben«: 10 Tabletten in einem halben Glas heißem Wasser auflösen und langsam trinken. Bei Senioren hat sich Calcium phosphoricum bewährt. Man gibt alle 15 bis 30 Minuten 1Tablette.

Hitzewallungen

Bewährt hat sich Ferrum phosphoricum D12 zur Behandlung. Dosierung: 6-mal täglich 1 Tablette bei den ersten Anzeichen einnehmen und diese Therapie über einen langen Zeitraum bis zum Abklingen der Beschwerden beibehalten.

Husten

Wer zu häufigem Husten neigt, sollte vor allem in den Übergangszeiten vorbeugend Schüßler-Salze einnehmen. Empfehlung: 6-mal täglich 1 Tablette Kalium chloratum D6. Bei den ersten Anzeichen für einen beginnenden Husten erhöht man die Dosis auf 6-mal täglich 2 Tabletten und alle 15 Minuten 1 Tablette Ferrum phosphoricum D12.

Ischias

Bei einschießendem Schmerz empfiehlt es sich, alle 15 Minuten 1 Tablette Kalium phosphoricum D6 im Wechsel mit 1 Tablette Magnesium phosphoricum D6 einzunehmen. Sind die Schmerzen andauernd, krampfartig und bessern sich bei Wärmezuführung, dann sollte man zur »Heißen Sieben« greifen: 5 bis 10 Tabletten Magnesium phosphoricum D6 in einem halben Glas heißen Wassers auflösen und langsam schlürfen. Danach alle Viertelstunde 1 Tablette langsam im Mund zergehen lassen, bis die Schmerzen abgeklungen sind.

Keuchhusten

Die Behandlung sollte sofort beim ersten Verdacht erfolgen, auch wenn die Symptome zunächst vielleicht noch unklar sind. Parallel dazu muss aber unbedingt ein HNO-Arzt konsultiert werden, um eine klare Diagnose zu bekommen. Das erste Mittel sollte Ferrum phosphoricum D12 sein. Man nimmt alle 15 Minuten 1 Tablette und lässt sie im Mund zergehen. Sehr gut bewährt hat sich gleich zu Anfang auch die »Heiße Sieben«: 5 bis 10 Tabletten Magnesium phosphoricum D6 in einem halben Glas heißem Wasser auflösen und Schluck für Schluck trinken.

Info

Die Hauptursache von Ischiaserkrankungen sind Abnutzungen der unteren Bandscheiben. Diese Knorpelpuffer zwischen den Wirbeln verlieren mit zunehmendem Alter ihre Elastizität. Außerdem werden sie durch die Abnutzung flacher, wodurch sich die Bänder lockern, die unsere Wirbel zusammenhalten. Als Folge können sich die Wirbel verschieben und so auf die Nervenwurzeln des Ischiasnervs drücken.

Kieferhöhlenvereiterung

Mit Schüßler-Salzen lässt sich die Therapie des HNO-Arztes (Hals-, Nasen- und Ohrenarzt) unterstützen: Man nimmt 3-mal täglich 2 Tabletten Kalium sulfuricum D6 und 3-mal täglich 2 Tabletten Calcium sulfuricum D6 im Wechsel ein. Eine ebenfalls bewährte Therapievariante ist die Anwendung von Kalium phosphoricum D6 im Wechsel mit Calcium fluoratum D12 und Silicea D12. Von diesen Mitteln nimmt man täglich je 5 bis 6 Tabletten über mehrere Wochen hinweg ein.

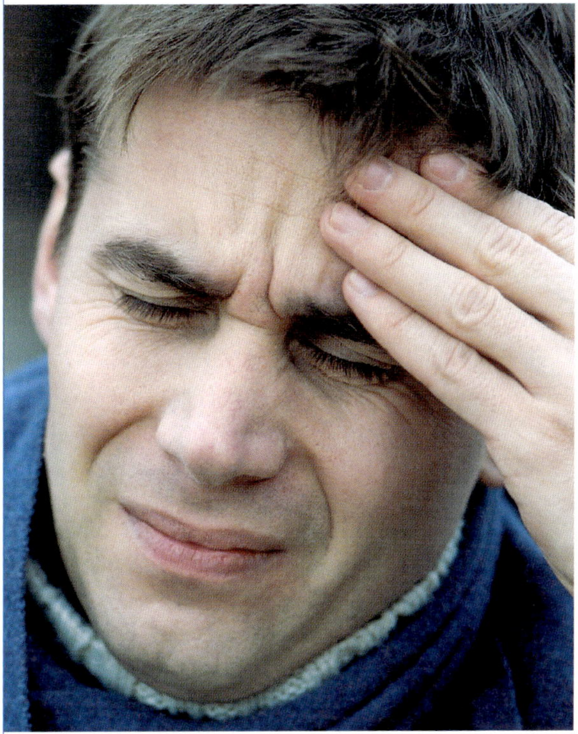

Die Einnahme von Schmerzmitteln bei Kopfschmerzen ist auf Dauer keine Lösung. Das Schüßler-Salz Magnesium phosphoricum D6 ist eine wirkungsvolle Alternative.

Kopfschmerz

Gegen nervöse Kopfschmerzen mit schlechtem Schlaf und Reizbarkeit hilft Natrium chloratum D6, alle 15 Minuten 1 Tablette. Bei plötzlich stechend einschießenden Schmerzen mit Funken vor den Augen sollte zu Magnesium phosphoricum D6 gegriffen werden. Dosis: Alle 15 Minuten eine Tablette in wenig heißem Wasser (etwa ein halbes Glas) gelöst einnehmen. Wer nach geistiger Überarbeitung Kopfschmerz bekommt, für den ist Silicea D12 das richtige Mittel. Die Dosis beträgt pro Stunde 1 Tablette.

Krampfadern

Vor allem Calcium fluoratum D12 hat sich bei Bekämpfung von Krampfadern bewährt, dazu Silicea D12. Diese beiden Tabletten im Wechsel je 3-mal täglich über einen langen Zeitraum einnehmen.

Krämpfe (Spasmen)

Bei allen krampfartigen Beschwerden ist Magnesium phosphoricum D6 das Mittel der Wahl. Beim ersten Auftreten eines Krampfes empfiehlt sich die Zubereitung der »Heißen Sieben«: 10 Tabletten Magnesium phoshoricum D6 in einem halben Glas heißen Wassers auflösen und langsam Schluck für Schluck trinken.

Lidrandentzündung

Gegen Entzündung und Rötung 6-mal täglich 1 Tablette Ferrum phosphoricum D12 einnehmen. Wenn die Lider verklebt sind, im Wechsel Ferrum phosphoricum D12 und Natrium phosphoricum D6 anwenden. Bei Vereiterungen 4-mal täglich 1 Tablette Silicea D12.

Lungenentzündung (Pneunomie)

Auch bei dieser schweren Erkrankung können Schüßler-Salze die ärztliche Therapie unterstützen. Am Anfang nimmt man das entzündungshemmende Ferrum phosphoricum D12 zusammen mit Kalium phosphoricum D6 ein. Letzteres hat sich vor allem gegen das hohe Fieber bewährt. Dosis: Alle 15 Minuten von beiden Tabletten je 1 nehmen. Später, bei heftigem Auswurf, kommt Kalium chloratum D6 zum Einsatz, alle halbe Stunde 1 Tablette. Zur Nachbehandlung empfiehlt sich noch über Monate hinweg Calcium phosphoricum D6 und Natrium chloratum D6, je 3 Tabletten täglich.

Nervöse Magenbeschwerden lassen sich oft schon durch eine gezielte Diät, verminderten Alkohol- und Nikotinkonsum und eine gesunde Lebensweise vermeiden. Gegen Sodbrennen kann Folgendes helfen: 1 Glas Wasser mit 1 Esslöffel Apfelessig vermischen und vor dem Essen trinken.

Magenschmerzen

Bei unklaren Magenschmerzen, wie sie gelegentlich bei jedem einmal auftreten, können Ferrum phosphoricum D12 und Magnesium phosphoricum D6 helfen. Man nimmt die Tabletten abwechselnd in kurzen Abständen (5 bis 10 Minuten), bis die Beschwerden abgeklungen sind.

Mandelentzündung

Bei akuten aber auch bei chronisch wiederkehrenden Mandelentzündungen sollte Natrium phosphoricum D6 abwechselnd mit Ferrum phosphoricum D12 eingenommen werden. Die Tabletten langsam im Mund zergehen lassen. Dosierung: alle 15 Minuten 1 Tablette.

Mundschleimhautentzündung

Eine Mundschleimhautentzündung zeigt sich durch Schmerzen, Brennen, Juckreiz oder Zahnfleischbluten. Manchmal sind Beläge zu sehen und es kommt Mundgeruch hinzu. Zusätzlich zu regelmäßigen Mundspülungen mit gelöstem Ferrum phosphoricum D12 lässt man alle Viertelstunde eine dieser Tabletten langsam im Mund zergehen. Für die Mundspülung werden 2 bis 3 Tabletten in 1 Glas warmem Wasser aufgelöst. Diese Spülungen sollten in Abständen von 30 Minuten erfolgen.

Eine Mundschleimhautentzündung kann ein Anzeichen für ein schwaches Immunsystem oder einen Mangel an Vitaminen oder Spurenelementen sein.

Muskelrheuma

Diese sehr schmerzhafte Erkrankung kann man im akuten Stadium mit Ferrum phosphoricum D12 bekämpfen. Dosis: alle 15 Minuten 1 Tablette im Mund zergehen lassen. Gut bewährt hat sich auch die Abwechslung mit Natrium phosphoricum D6 oder mit Kalium chloratum D6.
Bei chronischem Muskelrheuma sollte man die gleichen Salze permanent einnehmen und dabei täglich wechseln zwischen Ferrum phosphoricum D12, Natrium phosphoricum D6 und Kalium chloratum D6. Dosis: alle 2 Stunden 1 Tablette.

Muskelverhärtung

Hier kommt Calcium fluoratum D12 zum Einsatz. Man nimmt 3-mal täglich 1 Tablette. Vor allem Beschwerden an Schultern und Oberarmen werden dadurch gelindert.

Eine Muskelverhärtung kann unter anderem durch eine dauernde Anspannung der Muskulatur, durch zu heftiges Sporttraining oder auch durch Arthrose entstehen.

Nagelbettentzündung

Wenn die Umgebung des Nagels geschwollen und gerötet ist, entstehen oft sehr unangenehme, klopfende Schmerzen, die auf eine tiefgehende Vereiterung hindeuten. In solchen Fällen sollten Sie unbedingt zum Arzt gehen. Im akuten Fall kann Ferrum phosphoricum D12 im Wechsel mit Silicea D12 die Abheilung wirksam unterstützen. Man nimmt alle 10 Minuten 1 Tablette. Wenn die Entzündung chronisch verläuft, täglich abwechselnd je 3-mal 2 Tabletten Kalium chloratum D6, Silicea D12 und Calcium fluoratum einnehmen.

Nasenbluten

Zur Gesundung der Nasenschleimhaut gibt man Kindern, schwachen und alten Menschen 6-mal täglich 1 Tablette Kalium phosphoricum D6. Wenn das Blut nur schlecht oder auch gar nicht gerinnen will, sollte 6-mal täglich 1 Tablette Natrium chloratum D6 . Bei dickem und dunkel gefärbtem Blut ist die konsequente Einnahme von 6-mal täglich 1 Tablette Kalium chloratum D6 die richtige Maßnahme.

Nervenentzündung

Beim Auftreten der ersten Beschwerden Ferrum phosphoricum D12 im Wechsel mit Kalium phosphoricum D6 einnehmen. Dosierung: Etwa alle 10 Minuten 1 Tablette. Wenn Lähmungserscheinungen auftreten, nimmt man zusätzlich zur ärztlichen Behandlung Kalium phosphoricum D6 und Magnesium phosphoricum D6 ein. Dosierung: Alle 10 Minuten 1 Tablette.

Neuralgien

Die am häufigsten auftretenden Nervenschmerzen sind die des Trigenimusnervs (Gesichtsnerv). Ansonsten aber sind Nervenschmerzen zum Glück eher selten. Wenn sie sich melden, sind

Info

Der menschliche Körper hat zwischen 30 und 40 Milliarden Nervenzellen. Zwei Drittel davon befinden sich allein im Gehirn. Jede menschliche Nervenzelle ist mit etwa 25 000 anderen Nervenzellen direkt verbunden. Die Leistung einer solchen einzelnen Zelle ist unvorstellbar groß: Sie verarbeitet zehn Milliarden Informationssignale in einer einzigen Sekunde.

sie äußerst heftig, elektrisierend und stechend. Mit Schüßler-Salzen hat man geeignete Mittel für eine gute Begleittherapie. Man nimmt abwechselnd Kalium phosphoricum D6, Magnesium phosphoricum D6 und Calcium phosphoricum D6 ein. Die Dosierung: von jeder Tablette pro Tag 3 Stück.

Nierensteine, Nierengrieß

Hier kann neben ärztlicher Behandlung eine Selbsthilfe mit Schüßler-Salzen durchgeführt werden. Geeignete Mittel dazu sind: Silicea D12, Natrium phosphoricum D6, Natrium sulfuricum D6. Es empfiehlt sich, die Mittel jeden Tag zu wechseln und sie in der Dosierung von täglich 6 Tabletten einzunehmen.

Die Kombination von Schüßler-Salzen hat sich oft als sehr hilfreich erwiesen. Sie sollten im Wechsel und nicht gleichzeitig genommen werden, um ihre Wirkung gut entfalten zu können.

Ohrenentzündungen

Man sollte immer zum Arzt gehen, wenn Beschwerden im oder am Ohr auftreten, kann als Patient aber auch selbst zur Heilung beitragen. Mit Schüßler-Salzen lassen sich eine Reihe solcher Erkrankungen günstig beeinflussen. Zum Beispiel eine Entzündung im Mittelohr. Empfohlene Mittel: Ferrum phosphoricum D12 abwechselnd mit Kalium chloratum D6. Im akuten Fall alle 5 Minuten 1 Tablette einnehmen.

Parodontose

Parodontose kann allein durch Mundhygiene nicht mehr beseitigt werden. Es handelt sich um eine schwere bakterielle Infektion, wodurch der Zahnhalteapparat abgebaut wird. Unabhängig davon welche Behandlung durchgeführt wird, diese Zerstörung kann man nur aufhalten, aber nicht mehr umkehren. Der Knochen wächst nicht nach. Als Begleittherapie zu den Maßnahmen des Zahnarztes hat sich der Einsatz der Mittel Calcium fluoratum D12 im Wechsel mit Silicea D12 und Kalium phosphoricum D6 bewährt. Die Gesamtdosis sollte 6 bis 9 Tabletten pro Tag betragen.

Rheumatismus

Rheuma ist eine Autoimmun-Erkrankung. Die körpereigene Abwehr ist quasi »verstellt« und wendet sich in einer überschießenden Reaktion gegen Teile des eigenen Organismus. Rheuma ist deshalb schwer zu bekämpfen. Der Einsatz von Schüßler-Salzen setzt an der Basis der Krankheit an. Bei Gelenkrheuma sollte bei fieberhaften Schüben sofort alle 15 Minuten 1 Tablette Ferrum phosphoricum D12 eingenommen werden. Wenn die Schmerzen wandern und sich nachts verschlimmern, ist Kalium sulfuricum D6 zu empfehlen. Man nimmt alle 30 Minuten 1 Tablette. Wenn die Schmerzen besonders heftig werden ist es an der Zeit, die »Heiße Sieben« zuzubereiten: 10 Tabletten Magnesium phosphoricum D6 in einem halben Glas heißem Wasser auflösen und Schluck für Schluck trinken.

Tipp

Eine Meerrettichauflage kann bei rheumatischen Erkrankungen Erleichterung bringen: frischen Meerrettich reiben, den Brei auf ein mehrfach gefaltetes Baumwolltuch geben, dabei breite Ränder überstehen lassen und auf die schmerzende Stelle legen. Mit einem zweiten trockenen Tuch abdecken und 20 Minuten einwirken lassen.

Schlaflosigkeit

Silicea D12 oder Kalium phosphoricum D6 sind sehr gute Alternativen zu Schlaftabletten und dazu vollkommen nebenwirkungsfrei. Man nimmt in jeder der letzten 3 Stunden vor dem Schlafengehen zwei Tabletten Silicea D12 ein. Auch Kalium phosphoricum D6, 6-mal bis 9-mal über den Tag verteilt eingenommen, ist eine wirkungsvolle Therapie. Sehr gut bewährt hat sich außerdem die »Heiße Sieben«, kurz vor dem Schlafengehen angewendet: 10 Tabletten Magnesium phosphoricum D6 in einem halben Glas heißem Wasser auflösen und schluckweise trinken.

Schmerzen

Bei akuten Schmerzfällen nimmt man im Abstand von 10 Minuten eine Tablette ein. Wenn die Schmerzen eher chronisch auftreten, sollte man einige Monate lang täglich insgesamt 6 bis 9 Tabletten einnehmen.

Schnupfen

Sobald die ersten Anzeichen eines Schnupfens sich bemerkbar machen, sollte man alle Viertelstunde eine Tablette Ferrum phosphoricum D12 sehr langsam im Mund zergehen lassen. Noch besser wirkt die Einnahme im Wechsel mit Natrium chloratum D6. Bei chronischem Schnupfen, der die Nase wund werden lässt, hat sich die Einnahme von 6 bis 9 Tabletten Silicea D12 über den Tag verteilt bewährt.

Mit physiologischen Kochsalzlösungen kann man das Naseninnere anfeuchten: die Lösung »hochschnupfen« oder mit einer Pipette einträufeln und hochziehen.

Übergewicht

Zur Unterstützung bei der Gewichtsabnahme haben sich bewährt: Kalium phosphoricum D6, Natrium phosphoricum D6, Natrium sulfuricum D6 im Wechsel. Dosierung: je fünf Tabletten täglich. Wenn verfettete Körperstellen sehr weich oder schwammig sind, kann zusätzlich Calcium phosphoricum D6 in der gleichen Dosierung Abhilfe schaffen.

Vergesslichkeit

Empfehlenswert ist es, abwechselnd Calcium phosphoricum D6 und Kalium phosphoricum D6 einzunehmen. Die empfohlene Tagesdosis beträgt im allgemeinen 6–9 Tabletten, der Wechsel sollte wöchentlich erfolgen.

Verletzungen

Bei Verstauchungen, Schnittwunden und Blutergüssen sollte von Anfang an konsequent alle 5 bis 15 Minuten 1 Tablette Ferrum phosphoricum D12 eingenommen werden.

Verstopfung

Bei schlaffem Darm, auch bei Hämorrhoiden, hat sich Calcium fluoratum D12 gut bewährt. Man nimmt stündlich 1 Tablette ein, um die Verdauung auf sanfte Weise anzuregen und den Darm zu stärken.

Als natürliche Darmpflegemittel haben sich Trockenfrüchte wie Pflaumen und Feigen sehr bewährt. Eine ballaststoffreiche Ernährung und viel Bewegung helfen ebenfalls.

Weißfluss (Fluor)

Es ist der häufigste Grund dafür, dass Frauen zum Gynäkologen kommen. Kalium chloratum D6 bietet die beste Aussicht auf eine heilende Wirkung. Betroffene nehmen am besten 6–9 Tabletten über den Tag verteilt ein.

Wetterfühligkeit

Im Abstand von 10 Minuten 1 Tablette Ferrum phosphoricum D12 im Mund zergehen lassen.

Dieses Rezept aus Großmutters Hausapotheke hat sich bei der Behandlung von Windpocken sehr bewährt: 4 Esslöffel Holunderblüten mit 1 Liter kochendem Wasser übergießen. Die betroffenen Hautstellen mit dem abgekühlten Aufguss abtupfen.

Windpocken

Die Krankheit ist eine sehr ansteckende Virusinfektion, an der vor allem Kinder, aber durchaus auch Erwachsene erkranken. Das Virus wird beim Husten und Niesen durch Tröpfchen übertragen. Die Symptome sind stecknadelkopfgroße, stark juckende Flecken. Dazu kommen rote, mit Flüssigkeit gefüllte Bläschen. Sie platzen leicht und die Krusten verschorfen. Die Kinder bekommen leichtes Fieber, meist um 38 °C . Nach zwei bis drei Wochen heilen die Krusten ohne Narbenbildung wieder ab, wenn sie nicht aufgekratzt wurden. Als Begleittherapie empfiehlt sich die Einnahme von Schüßler-Salzen. Am Anfang gibt man abwechselnd alle 10 Minuten 1 Tablette Ferrum phosphoricum D12 und 1 Tablette Natrium chloratum D6. Wenn das Fieber steigt, sind Kalium phosphoricum D6 und Natrium chloratum D6 die Mittel der Wahl. Dosierung auch hier alle 10 Minuten 1 Tablette.

Zahnerkrankungen

Gerade die Zähne sind außerordentlich abhängig vom Mineralhaushalt des Körpers. Deshalb sollten sie auch bei allen Problemen mit einer Schüßler-Salz-Therapie unterstützt werden. Bei Zahnschmerzen, die zum Beispiel nach einer Erkältung auftreten, sollte man alle 15 Minuten 1 Tablette Ferrum phosphoricum einnehmen. Wenn der Zahnschmerz durch eine Vereiterung verursacht wird (die Schmerzen nehmen am Abend zu), ist Silicea D12 das richtige Mittel. Alle 15 Minuten 1 Tablette im Mund zergehen lassen.

Bei stressbedingten Zahnschmerzen (in gesunden Zähnen) nimmt man je 3 Tabletten Kalium phosphoricum D6 und Magnesium phosphoricum D6 und löst sie in einem halben Glas heißem Wasser auf. Diese Lösung alle 30 Minuten in kleinen Schlucken einnehmen. Wenn die Backe geschwollen ist, sollte abwechselnd alle 15 Minuten 1 Tablette Kalium Chloratum D6 und 1 Tablette Silicea D12 eingenommen werden.

Zahnschmerzen, die sich durch Wärme bessern, behandelt man mit der viertelstündlichen Einnahme von 1 Tablette Magnesium phosphoricum D6. Wird es bei Kälte besser, was auf eine Entzündung hindeutet, ist Ferrum phosphoricum D12 das richtige Mittel. Auch hier wird viertelstündlich 1 Tablette eingenommen.

Zahnweh, das mit Ohrenschmerzen verbunden ist, sollte mit Silicea D12, Kalium chloratum D6 und Natrium chloratum D6 behandelt werden. Dosierung: abwechselnd alle 10 Minuten je 1 Tablette einnehmen.

Zahnfleischbluten. Wenn Sie darunter leiden, nehmen Sie am besten 6-mal pro Tag 1 Tablette Ferrum phosphoricum D12. Bei einer Zahnfleischentzündung ist die abwechselnde Einnahme von täglich je 2 Tabletten Ferrum phosphoricum D12, Kalium chloratum D6 und Silicea D12 anzuraten.

Ein bewährtes Hausmittel bei Zahnschmerzen ist Kälte, denn diejenigen der 32 Schmerzpunkte im Mund, die im Bereich der Entzündung liegen, werden heiß und pulsieren. Mit Kälte lässt sich das eindämmen. Teebaumöl oder Nelkenöl, direkt auf die schmerzende Stelle gegeben, lindert die Schmerzen ebenfalls.

Kinder heilen mit Schüßler-Salzen

Seinen ersten sensationellen Erfolg mit den von ihm entdeckten Salzen erzielte der Arzt Wilhelm Heinrich Schüßler bei einer Diphtherieepidemie in Oldenburg. Er heilte dort über 1000 Kinder mit der mineralischen Verbindung Kalium chloratum D6. Heute sind Schüßler-Salze aus der Kinder-Heilkunde nicht mehr wegzudenken. Sie sind nebenwirkungsfrei und unterstützen bei vielen Krankheiten die Therapie des Kinderarztes.

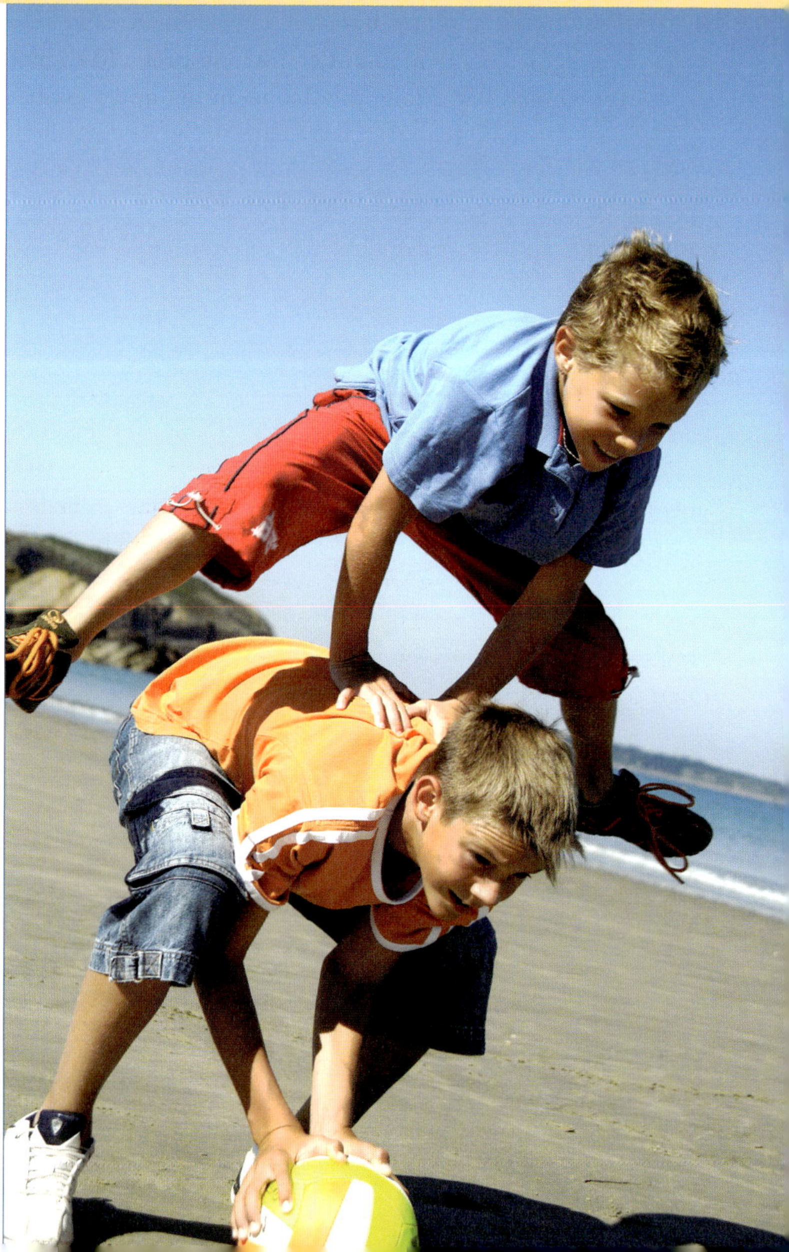

Typgerechte Anwendung bei Kindern

Auch wenn die Konstitution bei Kindern noch nicht so deutlich ausgeprägt ist, sollte man auf charakteristische Merkmale achten. Im Kindesalter erfolgt die Beobachtung und Einschätzung natürlich vorwiegend durch die Eltern. Sie ist deshalb oft genauer als im späteren Erwachsenenleben, wenn wir viele typische Anzeichen an uns selbst wegen der mangelnden Selbstwahrnehmung leicht übersehen.

Besondere Einnahmeformen

Bei Kindern muss man eine Einnahmeform anwenden, die dem Alter entspricht. Für Flaschenkinder zerquetscht man die Tabletten in der entsprechenden Dosierung und löst sie im Flascheninhalt auf. Wenn die Kleinen die Nahrungsaufnahme verweigern, kann man die zerquetschten Tabletten auf die Innenseite der Wangen auftragen, wo sich die Mittel rasch auflösen. Eine andere Möglichkeit: Einen abgekochten Gummischnuller in das Pulver der zerquetschten Tabletten tauchen und das Kind daran saugen lassen.

Konstitution und Dosis

Die Einnahmemenge der Salze liegt bei Kindern und Jugendlichen unter 12 Jahren naturgemäß niedriger als bei Erwachsenen. Die Grenze zur Erwachsenen-Dosis wird von den meisten Experten auf 12 Jahre angesetzt. Im alphabetischen Teil dieses Buches, der sich mit akuten Erkrankungen befasst, sind immer wieder auch Dosen für den Einsatz bei Kindern genannt. Hier die jeweilige Dosis, die je nach kindlichem Konstitutionstyp bei kurmäßiger Anwendung verabreicht werden sollte.

Schüßler-Salze erleben bei der Behandlung von Kinderkrankheiten geradezu eine Renaissance. Sie sind nebenwirkungsfrei und helfen vor allem bei kleineren Beschwerden. Bei ernsthaften Erkrankungen könnten sie in jedem Fall eine gute Begleitung für die vom Arzt vorgeschlagene Therapie sein.

Die Einnahmemengen

Bei den Anwendungsvorschlägen für Kinder ist der Aufbau identisch dem der Erwachsenen. Die Konstitutionstypen werden ab Seite 26 ausführlich beschrieben. Bei der Behandlung von Kindern ist es sehr wichtig, sich am Konstitutionstyp zu orientieren, auch wenn der bei Kindern natürlich noch nicht so ausgeprägt sein kann.

Typ Calcium fluoratum: Beim Beschwerdebild dieses Konstitutionstyps verabreicht man 6 Monate lang pro Tag 1 Tablette Calcium fluoratum D12.

Typ Calcium phosphoricum: zwei Monate lang regelmäßig pro Tag 1–2 Tabletten Calcium phosphoricum D6.

Typ Ferrum phosphoricum: über den Zeitraum eines Vierteljahres morgens auf nüchternen Magen 1 Tablette Ferrum phosphoricum D12.

Typ Kalium chloratum: zwei Monate lang morgens und abends je 1 Tablette Kalium chloratum D6.

Typ Kalium phosphoricum: pro Tag 4 bis 5 Tabletten Kalium phosphoricum D6 in heißem Wasser auflösen und vom Kind morgens auf nüchternen Magen Schluck für Schluck trinken lassen. Die Kur sollte sich, um ihre Wirkung richtig entfalten zu können, über einen Monat erstrecken.

Typ Kalium sulfuricum: über 2 bis 3 Monate jeweils morgens und abends 1 Tablette Kalium sulfuricum D6.

Typ Magnesium phosphoricum: etwa 6 Wochen lang 5 Tabletten Magnesium phosphoricum D6 jeden Abend als »Heiße Sieben« langsam schlürfend einnehmen.

Typ Natrium chloratum: über den Tag verteilt 6 Wochen lang 2 bis 3 Tabletten Natrium chloratum D6.

Typ Natrium phosphoricum: mindestens 3 Monate lang über den Tag verteilt 2 bis 4 Tabletten Natrium phosphoricum D6 einnehmen

Typ Natrium sulfuricum: in einer 4-Wochen-Kur 3-mal täglich 1 Tablette Natrium sulfuricum D6 über den Tag verteilt einnehmen.

Typ Silicea: ein Vierteljahr lang 1 Tablette Silicea D12 pro Tag verabreichen.

Typ Calcium sulfuricum: eine halbe bis 1 Tablette Calcium sulfuricum D6 pro Tag als Ergänzungsmittel.

Die wichtigsten Salze bei Beschwerden

Aufbau von Knochen und Zähnen: Calcium fluoratum D12 (Salz Nummer 1).
Bauchweh: Magnesium phosphoricum D6 (Salz Nummer 7).
Blasenentzündung: Ferrum phosphoricum D12 (Salz Nummer 3) und Natrium phosphoricum D6 (Salz Nummer 9).
Durchfall: Natrium chloratum D6 (Salz Nummer 8).
Fieber: Ferrum phosphoricum D12 (Salz Nummer 3).
Husten und Bronchitis: Magnesium phosphoricum D6 (Salz Nummer 7).
Kopfschmerzen: Magnesium phosphoricum D6 (Salz Nummer 7).
Krämpfe: Magnesium phosphoricum D6 (Salz Nummer 7).
Prüfungsangst: Magnesium phosphoricum D6 (Salz Nummer 7), vorwiegend als »Heiße Sieben«.
Schlafstörungen: Magnesium phosphoricum D6 (Salz Nummer 7).
Schnupfen: Natrium chloratum D6 (Salz Nummer 8) und Kalium chloratum D6 (Salz Nummer 4).
Verstopfung: Natrium sulfuricum D6 (Salz Nummer 10).
Wundsein bei Säuglingen (Windeldermatitis): Ferrum phosphoricum D12 (Salz Nummer 3).
Zahnen: Ferrum phosphoricum D12 (Salz Nummer 3).

Zu wenig Calcium phosphoricum D6 kann zu häufigem Nasenbluten führen und zu Nervosität. Weitere Folgen einer zu geringen Versorgung mit dem Mineral können Wachstumsstörungen sein.

Was Kindern gut tut

Schüßler-Salze können die Entwicklung und das Wachstum von Kindern unterstützen, kleinere Beschwerden lindern, die Abwehrkräfte stärken oder die medizinische Behandlung von Kinderkrankheiten begleiten.

Aufbaumittel. Das Salz Nummer 1, Calcium fluoratum D12, ist ganz besonders wichtig als Aufbaumittel von Knochen und

Zähnen. Empfohlene Dosierung: 6 Monate lang pro Tag 1 Tablette Calcium fluoratum D12.

Bindehautentzündung. Bei Kindern, die dazu neigen, gibt man 3-mal täglich 1 Tablette Natrium sulfuricum D6. Dieses Mittel ist auch eine sehr gute Therapie bei Bläschenbildung auf der Bindehaut.

Kinder leiden häufig unter Durchfall und Erbrechen, meist sind die Ursachen dafür harmlos. In jedem Fall muss der Magen-Darm-Trakt entlastet werden, das Kind braucht viel Flüssigkeit und leichte Kost, wenn die Beschwerden abgeklungen sind. Wenn allerdings nach einem Tag keine Besserung eintritt, muss unbedingt der Arzt gefragt werden.

Durchfälle. Säuerliche Durchfälle von Kleinkindern (mit gelblichem Zungenbelag verbunden) werden mit Natrium phosphoricum D6 behandelt. Man gibt alle halbe Stunde eine Tablette. Kindern, die einen eiweißartigen Auswurf haben, gibt man stündlich eine Tablette Calcium phosphoricum D6 zum Lutschen. Bei einem gelblich-schleimigen Auswurf hat sich Kalium sulfuricum D6 bewährt. Die kleinen Patienten sollten pro Stunde eine Tablette einnehmen.

Erkältungen. Kinder, die infektanfällig sind und häufig unter Erkältungskrankheiten leiden, haben mit hoher Wahrscheinlichkeit ein gestörtes Immunsystem. Dagegen kann man im akuten Fall Silicea D12 einsetzen, das anregend auf die Abwehrzellen des Körpers wirkt. Für eine dauerhafte Immunstärkung ist das folgende zwölfwöchige Programm empfehlenswert: vier Wochen lang täglich 3-mal 1 Tablette Ferrum phosphoricum D12. Danach weitere vier Wochen lang täglich 3-mal 1 Tablette Magnesium phosphoricum D6. In den letzten vier Wochen täglich 3-mal 1 Tablette Kalium sulfuricum D6.

Milchschorf. Bei Kindern, die davon betroffen sind, handelt es sich oft um die in diesem Alter häufige Form einer Neurodermitis. Sie zeigt sich in schuppenden, gelblichen, zum Teil nässenden Flecken am Kopf und im Gesicht. Bei den meisten Kindern verschwinden diese im zweiten Lebensjahr wieder. Von den Schüßler-Salzen kommt Natrium phosphoricum D12 zur unterstützenden Behandlung in Frage. Täglich 6 Tabletten in Tee gelöst eingeben.

Milchzähne. Zwischen dem vierten und achten Lebensmonat brechen Milchzähne durch. Für Eltern und Kind eine Leidenszeit. Das Zahnfleisch rötet sich und schwillt an. Oft kommen auch Durchfälle und Fieber dazu. Zur Förderung des Zahndurchbruchs sollte man abwechselnd Calcium phosphoricum D12 und Calcium fluoratum D12 eingeben. Die Gesamtdosis: 4 bis 6 Tabletten täglich. Wenn Fieber dazukommt, ist Ferrum phosphoricum D12 das richtige Mittel. Man gibt pro Tag 6-mal 1 Tablette.

Nasenbluten. Zu wenig Calcium phosphoricum D6 kann zu häufigem Nasenbluten führen und zu Nervosität. Weitere Folgen einer zu geringen Versorgung mit dem Mineral können Wachstumsstörungen sein (Rachitis). Zwei Monate lang pro Tag 1-2 Tabletten Calcium phosphoricum D6.

Nässende Ekzeme. Bei diesen sowie bei Milchschorf, Augenentzündungen und Darmstörungen kann Calcium carbonicum helfen. Es ist das Ergänzungsmittel Nr. 22. Vor allem Kinderärzte, die nach der biochemischen Heilmethode behandeln, geben es ihren kleinen Patienten. Calcium carbonicum ist für die Behandlung von Kindern sehr gut geeignet, da es auch noch beruhigend wirkt und hilft, körperliche Erschöpfung zu überwinden.

Wundsein bei Kleinkindern tritt vor allem auf bei Verdauungsstörungen oder großer Überempfindlichkeit gegenüber bestimmten Nahrungsmitteln. Außerdem bei einer sehr nässeempfindlichen Haut. Auch durch Wasch- und Pflegemittel-Allergien können oft schwer heilende Wundstellen entstehen. Dagegen gibt man vor jeder Mahlzeit 1 Tablette Natrium phoshoricum D6 und Natrium chloratum D6.

Bei Nasenbluten hilft es auch, einen kalten Umschlag oder Eis auf Nase oder Nacken zu legen. Durch die Kälte verengen sich die kleinen Gefäße, wodurch die Blutung gestoppt wird. Das Kind sollte sich auch nach vorne beugen, nicht, wie immer gesagt wird, den Kopf in den Nacken legen.

Die Weiterentwicklung der Lehre

Seit dem Tod von Wilhelm Heinrich Schüßler im Jahr 1898 wurden eine ganze Reihe so genannter biochemischer Ergänzungsmittel eingeführt, denen man die Nummern 13 bis 24 gegeben hat. Sie wurden von Ärzten, Heilpraktikern und Wissenschaftlern entwickelt, die sich mit Schüßlers Lehre befasst und sie in diesen Bereichen fortgeführt haben. Ihre Verfechter argumentieren, man könne damit in bestimmten Fällen eine besonders gezielte und fein abgestimmte Behandlung durchführen.

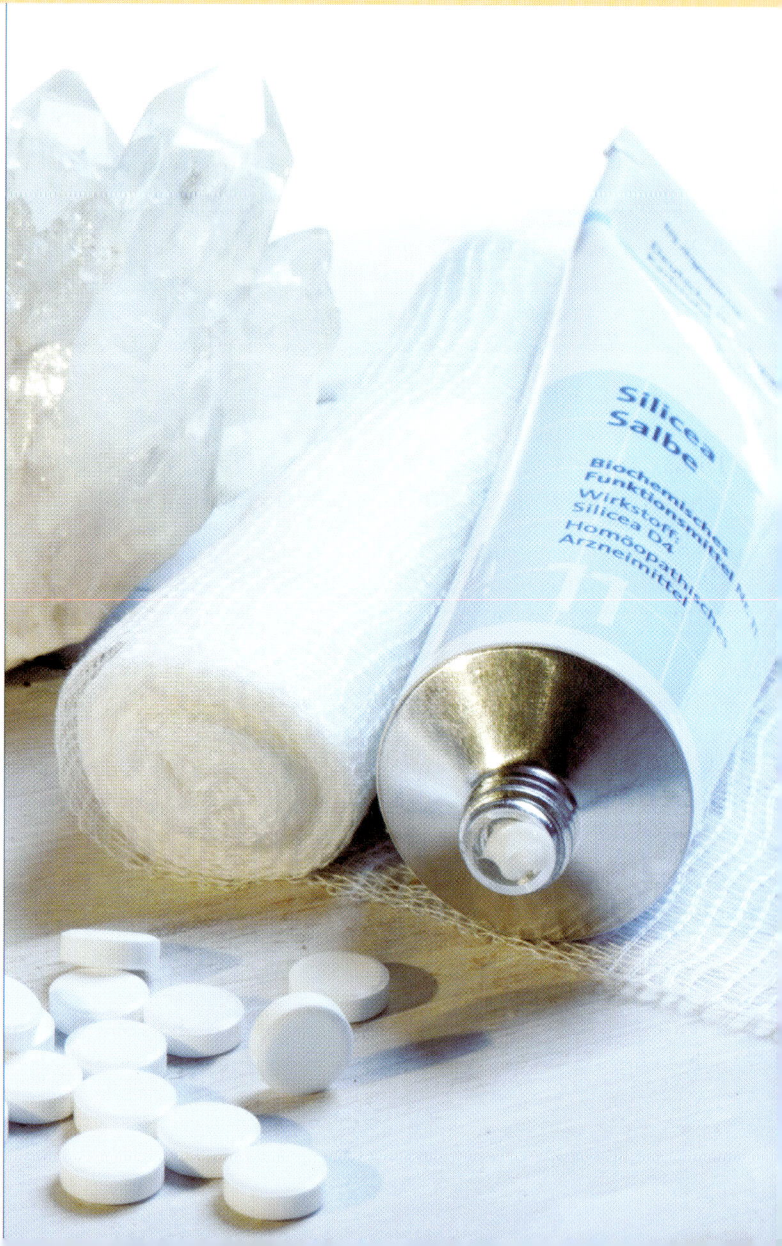

Die Ergänzungsmittel

Zu den Ergänzungsmitteln liegen, im Vergleich zu den 12 Hauptsalzen, weitaus weniger Forschungsergebnisse vor. Der Vollständigkeit halber werden jedoch die wichtigsten hier kurz vorgestellt.

Salz Nr. 13: Kalium arsenicosum D6

Dieser Stoff kommt natürlicherweise vor allem in der Haut vor, außerdem im Gehirn, in der Leber, in den Nerven, den Geschlechts- und Zeugungsorganen sowie den Muskeln. Kalium arsenicosum wird vor allem bei Juckreiz und schwer heilbaren Hauterkrankungen eingesetzt. Auch bei nervlicher und körperlicher Erschöpfung findet das Mittel Anwendung.

Die »klasssischen« Vertreter der Lehre Schüßlers halten die Ergänzungsmittel für entbehrlich, fortschrittlichere allerdings wenden sie mit durchaus guten Erfolgen gerne an.

Salz Nr. 14: Kalium bromatum D6

Dieses Salz wirkt vor allem auf das Nervensystem, die Geschlechtsorgane, auf Haut und Schleimhäute. Es wird meist eingesetzt bei einer Schilddrüsenüberfunktion, bei nervösen Zuckungen, auch bei Sehstörungen, Asthma, depressiven Stimmungen, Impotenz, Schlafstörungen, Hauterkrankungen wie Ekzem oder Akne, bei Psoriasis und bei verschiedenen Schleimhautreizungen vor allem im Genitalbereich.

Salz Nr. 15: Kalium jodatum D6

Bei erhöhter Reizbarkeit und Weinerlichkeit wird Kalium jodatum am meisten eingesetzt. Es wirkt hohem Blutdruck entgegen, regt die Verdauung an, fördert die Gehirndurchblutung und die Herzgesundheit.

Salz Nr. 16: Lithium chloratum D6

Wenn die Gelenke Probleme machen, weil sie schmerzhaft geschwollen oder versteift sind, dann setzen manche biochemisch orientierte Ärzte und Heilpraktiker dieses Mittel ein. Auch bei Rheuma und Gicht gilt es als wirkungsvoll. In manchen Fällen hilft es auch bei depressiver Verstimmung.

Salz Nr. 17: Manganum sulfuricum D6

Dieses Mittel wird vor allem im Wechsel mit Ferrum phosphoricum eingesetzt und zwar zur Bekämpfung von Blutarmut, Bleichsucht, Rheuma, Ermüdungszuständen, Kreislaufstörungen und Zahnschmerzen.

Besteht der Verdacht auf eine ernsthafte Erkrankung, muss immer der Arzt aufgesucht werden. Dessen Therapie können die Schüßler-Salzen jedoch gut unterstützen und die Genesung beschleunigen. Über die Dosierung und den Zeitpunkt der Einnahme, auch über die Kombination der einzelnen Mineralstoffe sollte man gut informiert sein.

Salz Nr. 18: Calcium sulfuratum D6

Dieses Mittel ist noch nicht ausreichend erforscht. Es wird auch nur wenig eingesetzt. Manche Heilpraktiker wenden es an bei vegetativer Dystonie und Erschöpfungszuständen.

Salz Nr. 19: Cuprum arsenicosum D12

Bei einer ganzen Reihe meist nervlich bedingter Krankheitsbilder wird dieses Mittel eingesetzt. So zum Beispiel auch bei Epilepsie, wo es sehr hilfreich ist. Weitere Anwendungsgebiete sind: Neuralgien, Ischias, Koliken, Krampfhusten, Muskelkrämpfe. Wenn die Nieren nicht richtig funktionieren und sich Wasser im Körper ansammelt, wird es gelegentlich abwechselnd mit Natrium sulfuricum (Salz Nr. 10) angewandt.

Salz Nr. 20: Kalium aluminium sulfuricum D6

Hierbei handelt es sich um ein Mittel, das vor allem bei Störungen im Nervensystem eingesetzt wird. Wie Cuprum arsenicosum hilft es aber auch bei Koliken im Bereich des Magens und des Darms, sowie bei Schwindelanfällen.

Salz Nr. 21: Zincum chloratum D6

Zink ist ein Spurenelement, das vor allem im Bereich des Wachstums eine große Rolle spielt. Es ist in allen Zellen enthalten und steuert wichtige enzymatische Vorgänge. Ohne Zink kein Leben, keine Fruchtbarkeit, kein funktionierendes Abwehrsystem. Zincum chloratum wird verabreicht beim Prämenstruellen Syndrom (PMS), bei Schlafstörungen, vor allem solchen, die auf unruhige Beine und Füße zurückgehen, bei Nervenkrankheiten und Angstgefühlen.

Salz Nr. 22: Calcium carbonicum D6

Dieses Salz wirkt heilend vor allem bei nässenden Ekzemen, bei Milchschorf, Augenentzündungen und Darmstörungen. Vor allem Kinderärzte, die nach der biochemischen Heilmethode behandeln, geben es ihren kleinen Patienten. Calcium carbonicum ist für die Behandlung von Kindern sehr gut geeignet, da es auch noch beruhigend wirkt und hilft, körperliche Erschöpfung zu überwinden.

Salz Nr. 23: Natrium bicarbonicum D6

Es fördert die Ausscheidung von Harnsäure und wird deshalb vor allem bei Gicht eingesetzt.

Salz Nr. 24: Arsenum jodatum D6

Das Salz findet Anwendung bei Darmerkrankungen und Lungentuberkulose, aber auch bei Asthma, Akne, Sodbrennen, Schilddrüsenschwellung, Gicht, Rheuma, Hitzewallungen und Nachtschweiß.

Die biochemischen Salben

Von allen Schüßler-Salzen gibt es auch die dazu passenden Salben. Sie enthalten das jeweilige biochemische Salz im vorgeschriebenen Verdünnungsverhältnis. Als Trägerstoffe finden Öle und Fette Verwendung. Man setzt diese biochemischen Salben, die allerdings erst nach dem Tod Dr. Schüßlers ent-

Salben entfalten ihre Wirkung durch festes Einreiben in die Haut, denn dadurch werden ihre Inhaltsstoffe in das Gewebe und in den Blutstrom weitergegeben. Schüßler-Salben enthalten keine tierischen Fette.

wickelt wurden, überall dort ein, wo das dazugehörige Mittel auch innerlich empfohlen wird. Die in den Salben enthaltenen Mineralsalze werden über die Haut aufgenommen.

Salbe Nr. 1: Calcium-fluoratum-Salbe

Die Haut ist das größte menschliche Organ und die Schnittstelle zwischen Umwelt und Körper. Die Wirkung der Schüßler-Salze in Tablettenform werden durch die Anwendung der Salben gut unterstützt.

Man wendet sie gerne an als Mittel bei der Massage gegen die Erschlaffung der hautelastischen Gewebe. Auch bei Verhärtungen der Haut findet diese Salbe Verwendung. Viele Heilpraktiker und biochemisch orientierte Ärzte verordnen sie bei Unterschenkelgeschwüren (Krampfadern). Weitere Einsatzbereiche: übermäßige Hornhautbildung, verhornende Ekzeme, Schrunden, Hühneraugen, Risse, Nagelverwachsungen, eiternde Fisteln, Narbenwülste. Schwangerschaftsstreifen lassen sich vermeiden, wenn neben der Einnahme von Calcium fluoratum D12 die Bauchdecke mit der Salbe eingerieben wird.

Salbe Nr. 2: Calcium-phosphoricum-Salbe

Sie wird eingesetzt zum Muskelaufbau und zur kräftigenden Massage bei chronischen Erkrankungen aller Arten. Wenn Kinder mit Knochenschwäche zu kämpfen haben, Patienten unter Gelenkergüssen oder Knochenhautreizungen leiden, Schleimbeutelentzündungen bekommen und Knochenbrüche schlecht heilen, ist die Calcium-phosphoricum-Salbe das Mittel der Wahl. Auch bei Verkrampfungen, Schiefhals und Migräne hilft eine Einreibung damit. Schließlich kommt sie auch noch bei Rückenschwäche, bei eitrigen Hautausschlägen und bei Lymphdrüsenschwellungen zum Einsatz.

Salbe Nr. 3: Ferrum-phosphoricum-Salbe

Wenn frische Wunden oder Entzündungen zu versorgen sind, sollte man die Ferrum-phosphoricum-Salbe anwenden. Auch bei Hautrötungen mit Schwellung und Schmerz kommt die Salbe zum Einsatz. Außerdem bei Quetschungen, Verstauchungen und Verbrennungen, bei denen die Blasen noch nicht aufgebrochen sind. (Dazu sollte man Natrium chloratum D6 einnehmen. Dieses Mittel verhindert das Nässen der Wunden.) Wenn die Oberhaut zerstört ist, Ferrum phosphoricum nur noch in Tablettenform einnehmen. Juckende Hautausschläge können ebenfalls mit Ferrum-phosphoricum-Salbe behandelt werden. Schon seit langem sehr bewährt hat sich die Ferrum-phosphoricum-Salbe zur Massage von ständig kalten Füßen.

Salbe Nr. 4: Kalium-chloratum-Salbe

Bei allen trockenen Hautausschlägen wie Schuppen oder auch Schuppenflechte ist die Salbe geeignet. Auch Warzen und Hühneraugen können damit behandelt werden. Für Bläschenausschläge (herpesartig) und Krampfadern ist ebenfalls eine gute Heilwirkung der Salbe nachgewiesen.

Schüßler-Salben werden nach strengen Kriterien hergestellt. Sie dürfen keine chemischen Konservierungsstoffe, keine künstlichen Farb- oder Duftstoffe und keine Mineralölanteile enthalten. Es handelt sich also um reine Naturprodukte.

Salbe Nr. 5: Kalium-phosphoricum-Salbe

Sie ist sehr hilfreich als Mittel bei leichten Massagen vor allem bei Nervenschmerzen und bei Ischias. Die Salbe wird außerdem mit Erfolg eingesetzt bei schlecht heilenden Wunden und bei Beingeschwüren. Auch als Einreibung bei Herzproblemen hat sie sich bewährt.

Salbe Nr. 6: Kalium-sulfuricum-Salbe

Wenn die Haut juckt und sich schuppt, ist dieses Mittel bestens geeignet, um Abhilfe zu schaffen. Man wendet sie außerdem bei trockener und harter Haut an sowie bei wandernden rheumatischen Schmerzen.

Salbe Nr. 7: Magnesium-phosphoricum-Salbe

Diese Salbe wird eingesetzt bei allen reißenden Schmerzen, bei Krämpfen und bei Durchblutungsstörungen. Auch im Alter, wenn die Haut oft juckt, tut sie gute Dienste.

Salbe Nr. 8: Natrium-chloratum-Salbe

Sie hat sich bewährt bei Insektenstichen, Gürtelrose, Lippenbläschen, entzündeten Talgdrüsen, Mitessern (Pickeln), Akne, Hautpilzen. Auch bei nässenden Hautabsonderungen, bei Nagelfalzeiterungen (Umlauf), verhärteten Drüsenschwellungen, geschwollenen Gelenken und bei Afterfissuren wird sie erfolgreich eingesetzt. Außerdem findet sie Anwendung bei Wundsein von Kleinkindern.

Die Salben gibt es ausschließlich in Tuben mit 50 Gramm Inhalt. Sie sollten immer bei Zimmertemperatur aufbewahrt werden, damit sie sich gut auftragen und einreiben lassen.

Salbe Nr. 9: Natrium-phosphoricum-Salbe

Wenn die Haut großporig und fettig wird, wenn Mitesser und Pickel auftreten, dann kann man mit dieser Salbe Besserung erreichen. Auch bei eitrigen Furunkeln, bei Milchschorf und Brustdrüsenentzündung im Anfangsstadium sind gute Erfolge zu erzielen. Die Salbe eignet sich außerdem zum Einreiben und zur leichten Massage bei Gicht, Rheuma und Arthrose.

Salbe Nr. 10: Natrium-sulfuricum-Salbe

Sie wird vor allem bei Hautpilzerkrankungen eingesetzt und bei eiternden Ausschlägen. Wer unter Frostbeulen leidet oder unter Hühneraugen, kann die Salbe ebenfalls mit Erfolg anwenden. Sie eignet sich außerdem zur Behandlung von Wundrose und von Nervenschmerzen. Auch als Einreibemittel (Lebergegend) bei Galleabflussstörungen hat sie sich bewährt.

Salbe Nr. 11: Silicea-Salbe

Anhänger der Biochemie und Therapeuten setzen diese Salbe gerne als Massagecreme ein, vor allem bei Elastizitätsverlust der Sehnen bzw. des Stütz- und Bindegewebes. Sie fördert außerdem das Ausreifen von Eiterungen und Geschwüren, auch Karbunkeln, Nagelgeschwüren und Fisteln. Wenn Wunden nicht heilen wollen ist Silicea-Salbe ebenfalls geeignet, um Abhilfe zu schaffen.

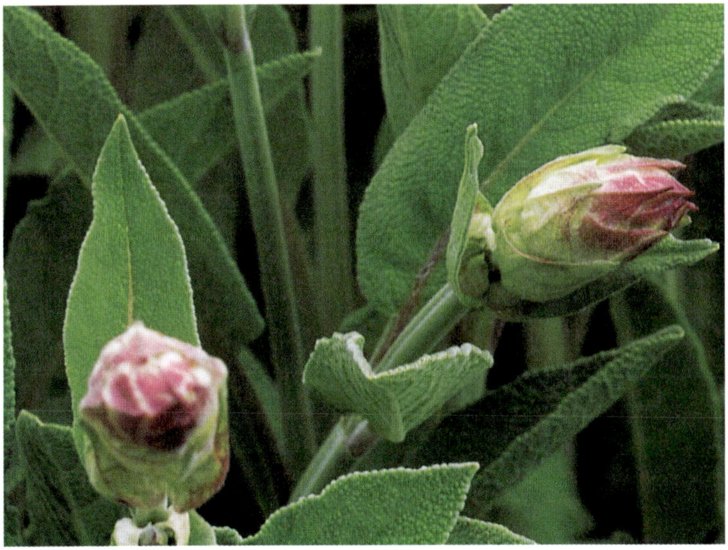

Viele Heilkräuter, u.a. der Salbei, bilden mit den Schüßler-Salzen die Grundlage für wirksame Heilmittel.

Salbe Nr. 12: Calcium-sulfuricum-Salbe

Ihr hauptsächliches Anwendungsgebiet sind nesselartige Ausschläge, die sich auf der Haut bilden, manchmal auch nässen und brennen.

Schüßler-Salze und Heilkräuter

Viele der heilsamen Kräuter, die wir als Therapeutikum einsetzen, enthalten neben ätherischen Ölen und Bitterstoffen vor allem auch hochwertige Mineralsalze. Kräuter unterstützen deshalb das biochemische Konzept und ergänzen es. Es ist eine uralte Erfahrung, dass die mit den Wurzeln von Kräutern in gelöster Form aufgenommenen Salze bei bestimmten Erkrankungen heilende Wirkungen erzeugen. Wenn man so bekannte Heilkräuter wie Schachtelhalm (Zinnkraut), Spitzwegerich, Brennnessel, Schöllkraut oder Salbei untersucht, stellt man bei ihnen einen besonders hohen Gehalt an jenen Mineralstoffen

Schüßler-Salze bilden, kombiniert mit Heilkräutern, ein fast unschlagbares Gesundheitsteam. Die Heilkräuter verstärken die lindernde oder heilende Wirkung der Salze, da auch in ihnen viele Mineralstoffe enthalten sind.

fest, die auch in Wilhelm Heinrich Schüßlers Biochemie verordnet werden. Heilkräuter werden deshalb ihren Mineralsalzbestandteilen entsprechend für die gleichen Beschwerden eingesetzt.

Anwendung von Salzen und Kräutern

Verdauung

Zur Magenstärkung und bei nervösen Magenschmerzen, bei Völlegefühl und Blähungen setzt man die bewährte Angelikawurzel ein. Zum Beispiel als Tee: 1 gehäuften Teelöffel in 1 großen Tasse mit kochendem Wasser überbrühen und abgedeckt 10 Minuten ziehen lassen. Nach dem Abseihen in kleinen Schlucken trinken. Dazu nimmt man die Schüßler-Salze Ferrum phosphoricum D12 und Natrium phosphoricum D6 im Wechsel ein. Etwa alle 15 Minuten 1 Tablette.

Bei chronischer Verstopfung hilft Aloesaft. Die ursprünglich in Afrika beheimatete, heute auch in Südostasien wachsende saftreiche Pflanze mit den dicken, graugrünen Blättern löst zuverlässig Verstopfungen. Wenn frische Aloe-Pflanzen zur Verfügung stehen, presst man etwa 15 Gramm für Erwachsene, für Kinder maximal 5 Gramm aus (vor dem Pressen die Stacheln abkratzen). Dazu die Blätter zerschneiden oder im Mixer zerkleinern und durch ein Tuch drücken. Haltbarkeit, gut verschlossen und im Kühlschrank, drei bis vier Tage bei gutem Verschluss). Der Saft wird pur oder mit Wasser verdünnt getrunken. Etwas Honig dazu empfiehlt sich, denn er ist sehr bitter. Dazu passen Ferrum phosphoricum D12 und Natrium phosphoricum D6. Man nimmt 6 bis 9 Tabletten über den Tag verteilt ein.

Gegen Durchfälle sind Heidelbeeren ein altbewährtes und sicheres Mittel. Man isst entweder 2-3 EL getrocknete Beeren oder bereitet eine Abkochung vor: 4 EL Heidelbeeren, 1 Prise Salz mit einem Liter Wasser 10 Minuten kochen. Heiß abseihen und

Tipp

In sehr hartnäckigen Fällen von Verstopfung können auch natürliche Mittel wie Flohsamen, Weizenkleie oder Leinsamen eingenommen werden. Dabei ist es wichtig, wirklich sehr viel zu trinken. Die darin enthaltenen Schleim- und Ballaststoffe müssen quellen können, damit sie gleitfördernd wirken und dadurch zu mehr Darmbewegung führen.

nach Abkühlung über den Tag verteilt in kleineren Portionen kalt trinken. Dazu passt Magnesium phoshoricum D6. Dosierung: alle 5 Minuten eine Tablette in heißem Wasser gelöst einnehmen. Bei schleimigen Durchfällen lässt man alle 5 bis 10 Minuten eine Tablette Natrium chloratum D6 im Mund zergehen.

Für die Ausscheidungsorgane

Zur Blasenstärkung können Bärentraubenblätter zubereitet werden. Sie helfen auch bei leichteren Blasenentzündungen. Man nimmt 2 Esslöffel voll und setzt sie für einige Stunden mit 3/4 Liter kaltem Wasser an. Dann seiht man sie ab und kocht die Flüssigkeit einmal kurz auf. Von dem Sud werden über den Tag verteilt 3–4 Tassen getrunken (nicht geeignet für Kinder unter 12 Jahren, nicht während Schwangerschaft und Stillzeit). Dazu passt Ferrum phosphoricum D12. Dosierung: 3 bis 4 Tabletten pro Stunde im Mund zergehen lassen. Ab dem zweiten Tag im Wechsel mit Natrium phosphoricum D6.

Für die Nieren kommen vor allem Birkenblätter, Lindenblüten oder Preiselbeerblätter in Frage. Sie werden als Tee zubereitet. Zubereitung und Dosierung: 1 gehäufter Esslöffel Birkenblätter pro Tasse aufbrühen, 15 Minuten ziehen lassen, 3-mal täglich frisch zubereiten. Lindenblüten fördern die Schweißbildung und entlasten dadurch die Nieren. Zubereitung wie Birkenblätter, jedoch schon nach 5 Minuten abseihen. Kurz vor der angestrebten Schwitzkur möglichst heiß und rasch trinken. Preiselbeerenblätter werden kalt angesetzt. 4 EL auf 1 Liter Wasser. Nach einigen Stunden abseihen und kurz aufkochen. 4-mal täglich 1 Tasse trinken. Dazu passen: Ferrum phosphoricum D12, Kalium phosphoricum D6, Natrium phosphoricum D6 und Natrium sulfuricum D6. Täglich wechselnd 6 bis 9 Tabletten einnehmen.

Für die Leber nimmt man bei Beschwerden Artischockenblätter und Erdrauchkraut zu Hilfe. Artischockenblätter sind sehr bit-

Nieren, Harnleiter, Harnblase und Harnröhre haben die Aufgabe, Stoffwechselschlacken und Giftstoffe aus dem Körper zu entfernen sowie den Mineralstoffhaushalt des Körpers zu regulieren. Akute Blasenentzündungen können durch nasse und kalte Füße oder Sitzen auf kaltem Boden entstehen. Und im Sommer durch nasse Badekleidung, die nicht rasch durch trockene ersetzt wird. Erste Anzeichen sind brennende Schmerzen beim Wasserlassen und ein häufiger Harndrang.

Die Leber ist das wichtigste Entgiftungsorgan des Körpers und zugleich das größte Organ. Neben Artischocken und Erdrauchkraut kann auch ein Tee aus den Früchten der Mariendistel die Leber schützen und den gesamten Stoffwechsel anregen.

ter. 1 Teelöffel pro Tasse ist die maximale Dosierung. Heiß aufbrühen und 5 Minuten ziehen lassen. Mehrmals täglich trinken. Erdrauchkraut kann vor allem Gallebeschwerden lindern. Man übergießt 1 gehäuften Esslöffel davon pro Tasse mit kochendem Wasser und lässt es 5 Minuten ziehen. Dazu passt 1 Tablette Kalium sulfuricum D6 6-mal pro Tag. Bei Leberstauung hat sich eine Therapie mit Natrium sulfuricum D6 bewährt. Die empfohlene Dosis: 6-mal täglich 1 Tablette. Wenn ein unangenehmer Druck auf der Leber lastet, sollte man folgende Anwendung versuchen: 6-mal täglich 1 Tablette Kalium phosphoricum D6 im Mund zergehen lassen.

Für die Harnausscheidung kann man etwas tun: 1 Esslöffel Hauhechelwurzel mit 1 großen Tasse Wasser überbrühen, nach 1/2 Stunde abseihen und den Sud bis zu 5-mal täglich und über einen längeren Zeitraum trinken. Dazu passen Natrium chloratum D6, Natrium phosphoricum D6, Natrium sulfuricum D6 und silicea D12. Die Tabletten im Wechsel einnehmen. Tagesdosis etwa 4 bis 6 Stück.

Gegen Erkältungen

Im Falle von Reiz- und Krampfhusten nimmt man 1 EL Huflattichblätter pro Tasse kaltes Wasser. Der Ansatz wird aufgekocht, nach 10 Minuten abgeseiht und 3-mal täglich mit Honig gesüßt getrunken.

Bei Verschleimung hilft Spitzwegerichkraut. Zubereitung wie Huflattichblätter. Zu diesen Hustenkräutern passen 6-mal täglich 1 Tablette Kalium chloratum D6. Bei den ersten Anzeichen für einen beginnenden Husten erhöht man die Dosis auf 6-mal täglich 2 Tabletten und alle 15 Minuten 1 Tablette Ferrum phosphoricum D12.

Im Falle von Keuchhusten sind Sonnentau und Thymian die richtigen Kräuter. Vom Sonnentau brüht man 1 gehäuften Teelöffel pro Tasse auf und seiht nach 10 Minuten ab. Den

Tee so warm wie möglich trinken, täglich bis zu viermal frisch zubereitet. Thymian wirkt bakterientötend und auswurffördernd. Man brüht 1 EL in 1 Tasse auf, lässt den Aufguss 5 Minuten lang ziehen und seiht dann ab. Täglich sollten davon bis zu 4 Tassen gut warm getrunken werden. Dazu passt Ferrum phosphoricum D12. Man nimmt alle 15 Minuten 1 Tablette und lässt sie im Mund zergehen. Sehr gut bewährt hat sich gleich zu Anfang auch die »Heiße Sieben«: 5 bis 10 Tabletten Magnesium phosphoricum D6 in einem halben Glas heißem Wasser auflösen und schluckweise trinken. In fortgeschrittenem Stadium nimmt man bei dicklichem, hellem Auswurf stündlich 1 Tablette Kalium chloratum D6 und lässt sie wirklich möglichst langsam im Mund zergehen. Kinder, die einen eiweißartigen Auswurf haben, lässt man am besten alle Stunde eine Tablette Calcium phosphoricum D6 lutschen. Wenn dagegen der Auswurf eher gelblich und schleimig aussieht, hat sich Kalium sulfuricum D6 bestens bewährt. In diesem Fall gibt man dem kleinen Patienten pro Stunde eine Tablette von diesem wirkungsvollen Mittels.

Die Symptome bei Keuchhusten ähneln im Anfangsstadium einer Grippe, verbunden mit Halsweh und Fieber. Erst später treten die charakteristischen »keuchenden« Anfälle auf. Bei Keuchhusten ist viel frische Luft besonders wichtig.

Für Nerven und Schlaf

Wenn Stress die Ruhe raubt, fällt das Einschlafen schwer, es fehlt an Konzentrationsvermögen, Nervosität macht sich breit. Hier helfen Hopfen, Baldrian und Johanniskraut. Als Tee hat sich bewährt: 1 Teil Hopfen, 3 Teile Baldrian mischen, pro Tasse 1 Teelöffel der Mischung überbrühen und 10 Minuten ziehen lassen. Johanniskraut gleicht psychische Störungen aus, hellt die Stimmung auf und beseitigt nervöse Erschöpfung. Am besten helfen wegen der hohen Wirkstoffgehalte die in der Apotheke erhältlichen Auszüge und Öle. Von der Johanniskrauttinktur nimmt man mehrmals täglich 10–12 Tropfen in einem Esslöffel Wasser ein, und zwar über mehrere Wochen oder Monate.

Johanniskrauttinktur selber machen

50 Gramm frische oder getrocknete Johanniskrautblüten zerbröseln. In einem Einweckglas oder einem Marmeladeglas mit 200 ml 70-prozentigem Alkohol übergießen, Deckel schließen und zwei Wochen ziehen lassen. Dann abseihen, eventuell filtern. Danach in eine dunkle Flasche mit Tropfaufsatz abfüllen. Die Flasche gut verschlossen an einem kühlen und dunklen Ort aufbewahren.

Johanniskrautöl ist ebenfalls leicht zuzubereiten: 150 bis 200 Gramm frische Blüten (Erntezeit Juli/August) in der Küchenmaschine zerkleinern und mit einem halben Liter Olivenöl in einem Einmachglas übergießen. Deckel schließen. Auf der Fensterbank in die Sonne stellen. Täglich einmal durchschütteln. Nach 3 Wochen durch ein Tuch (Taschentuch) filtern, die Blüten darin gut auspressen. In eine getönte Flasche füllen und diese dunkel aufbewahren. Morgens und abends jeweils einen Teelöffel von dem wunderschönen roten Öl einnehmen. Allein die Farbe wirkt schon antidepressiv. Keine größeren Mengen zubereiten, die Haltbarkeit ist auf ein Jahr begrenzt.

Bei Schlafproblemen 3 Stunden vor dem Schlafengehen zwei Tabletten Silicea D12 nehmen. Auch Kalium phosphoricum D6 6-mal bis 9-mal über den Tag verteilt eingenommen, ist eine gute Therapie. Bewährt hat sich außerdem die »Heiße Sieben«. Vor dem Schlafengehen: 10 Tabletten Magnesium phosphoricum D6 in einem halben Glas heißen Wassers auflösen und trinken. Bei starker Nervosität helfen Kalium phosphoricum D6 und Calcium phosphoricum D6. Dosierung: 6-mal täglich zwei Tabletten im Wechsel.

Bei Asthma

Altbewährt sind hier Sonnentaukraut und Thymiankraut (Anwendung siehe unter Keuchhusten). Außerdem helfen Eukalyptuspräparate und ägyptisches Schwarzkümmelöl (aus der Apotheke) mit seinem ätherischen Öl Nigelon. Dazu passen Kalium phosphoricum D6, Kalium sulfuricum D6 und Magnesium phosphoricum D6. Dosis bei akuten Anfällen: Alle 5 Minuten 1 Tablette Kalium phosphoricum D6. Nach Abklingen der akuten Phase alle 2 bis 3 Stunden 1 Tablette. Bei Anfällen, die mit Leibschmerzen verbunden sind: Alle 5 Minuten 1 Tablette Magnesium phosphoricum D6.

Bei Gicht

Altbewährte Kräuter können auch gegen diese typische Zivilisationskrankheit helfen. Die besten Erfahrungen hat man seit langem mit Brennnesselblättern, Meerrettichwurzeln und Wacholderbeeren gemacht. Das Brennnesselkraut wird kalt angesetzt (2 Esslöffel auf 1/2 Liter Wasser), zum Sieden gebracht und einige Minuten weiter gekocht. Kurz vor dem Abseihen gibt man zur Geschmacksverbesserung etwas Pfefferminze zu. 3–4 Tassen davon über den Tag verteilt trinken. Die Meerrettichwurzel wird gerieben. Der Brei sollte pur auf die betroffene Stelle aufgelegt werden (vorher mit einer kleinen Menge die Verträglichkeit auf der Haut prüfen). Wacholderbeeren können innerlich und äußerlich angewandt helfen. Am einfachsten: täglich 2–3-mal je 6–7 Beeren gut kauen und schlucken. Oder im Mörser zerstoßen, mit kochendem Wasser überbrühen, 10 Minuten ziehen lassen und den Sud trinken. Äußerlich hat sich Wacholderspiritus (Apotheke) zum Einreiben bewährt. Dazu passen am besten Silicea D12 und Natrium phosphoricum D6. Man sollte sie gleich bei den ersten Anzeichen einsetzen. Silicea löst die Harnsäureablagerungen auf und Natrium phosphoricum verhindert ihre Neubildung. Dosierung: Täglich 3-mal 1 Tablette Silicea D12, stündlich 1 Tablette Natrium phosphoricum D6.

Nahrungspurine werden im Körper zu Harnsäure abgebaut, weshalb es sehr wichtig ist, bei dieser Krankheit auf purinarme Lebensmittel zu achten bzw. purinreiche zu meiden, wie z.B. Innereien, Hülsenfrüchte oder Rosenkohl. Fleisch sollte höchstens dreimal in der Woche gegessen werden und dann auch nur jeweils 125 g.

Schwitzen und Trinken

Wichtig ist: viel Harnsäure ausscheiden. Dies kann durch häufiges Schwitzen geschehen. Sauna sowie harn- und schweißtreibende Tees helfen. Zum Beispiel Brennnesselblättertee, Lindenblütentee oder Birkenblättertee. Zubereitung: 1 gehäufter EL Birkenblätter pro Tasse aufbrühen, 15 Minuten ziehen lassen, 3-mal täglich frisch zubereiten. Lindenblüten fördern die Schweißbildung und entlasten dadurch die Nieren. Zubereitung wie Birkenblätter, aber schon nach 5 Minuten abseihen. Kurz vor der angestrebten Schwitzprozedur möglichst heiß und rasch trinken. Das Brennnesselkraut wird kalt angesetzt (2 Esslöffel auf 1/2 Liter Wasser), zum Sieden gebracht und einige Minuten weiter gekocht. Kurz vor dem Abseihen gibt man zur Geschmacksverbesserung etwas Pfefferminze zu. 3–4 Tassen davon über den Tag verteilt trinken.

Das Kirschkernkissen wird im Backofen (120 °C) aufgewärmt und entfaltet dann seine wohltuende Wirkung. Es ist auch ein guter Ersatz für eine Wärmflasche.

Was sonst noch hilft

Pfarrer Kneipp empfiehlt: Das befallene Gelenk erhöht auf einem Dinkelkissen lagern. Bewährt hat sich auch Folgendes: Zuerst ein Kirschkernkissen aus dem Reformhaus auflegen, dann kalt abwaschen. Wenn Wärme die Beschwerden verstärkt, das Kirschkernkissen in die Gefriertruhe legen und kalt anwenden. Sehr hilfreich ist auch der Salzwickel: 3 EL Salz in 1/2l kaltem Wasser auflösen, ein Tuch damit tränken, leicht auswringen und auf die betroffene Stelle packen. Ein trockenes Tuch darüberlegen.

Register

Absorption 10
Abszess 25, 49, 43
Abwehrkräfte 9
Abwehrschwäche 53
Akne 48, 53
Ameisenlaufen 40
Aminosäuren 21
Angstgefühle 45, 54
Angstzustände 21
Antlitzdiagnose 34
Antriebsschwäche 51
Aphthen 54
Arsenum jodatum D6 81
Arterienverkalkung 39
Arteriosklerose 55
Arthrose 49, 55
Arzneibilder 31
Asthma 22, 24, 55, 81, 90
Athletiker 30
athletischer Typ 30
Aufbaumittel 75
Aufstoßen 55
Augendiagnostik 32
Augenentzündungen 23
Ayurveda 30

Bandscheibenerkrankungen 56
Beschwerden, rheumatische 47
Bindegewebe 24, 49
Bindegewebsmittel 24
Bindehautentzündung 56, 76
Biochemie 9, 17
biochemische Therapie 9
biochemisches Heilsystem 9
Bitterstoffe 85
Blähungen 56
Bläschenausschlag 56
Blasenentzündung 23, 47, 49, 57
Blasenkrampf 45
Blasenstärkung 87
Bleichsucht 40
Blutdruck, hoher 79
Brennnessel 85
Bronchitis 42, 57, 75

Calcium carbonicum D6 81
Calcium fluoratum 12, 19
Calcium phosphoricum D6 19
Calcium sulfuratum D6 80
Calcium sulfuricum D6 25
Calcium-sulfuricum-Salbe 85
Calcium-fluoratum-Salbe 82
Calcium-phosphoricum-Salbe 82
Cuprum arsenicosum D12 80

Darmerkrankungen 81
Disposition 27
Doshas 30
Drüsenentzündungen 42
Drüsenschwellungen 23, 58
Durchfall 46, 57, 75, 76, 86

Eigenbehandlung 39
Einnahmezeit, günstige 51
Eisen 7, 20, 45
Eisenmangel 13
Eitermittel 25
Eiterungen 49
Eiweiß 41
Ekzeme, nässende 77
Elastizitätsmittel 19
Energie, zelluläre 9
Energieverlust 50
Entkrampfungsmittel 22
Entsäuerungsmittel 23
Entschlackung 23
Entzündungen 20, 21, 25
Entzündungsherde 53
Entzündungsmittel 20
Entzündungsprozesse, fiebrige 50
Erkältungen 76, 88
Erkältungskrankheiten 17
Erschöpfungskrankheiten 21

Feinversorgung 10
Ferrum phosphoricum 12
Ferrum phosphoricum D12 20
Ferrum-phosphoricum-Salbe 82
Fettstoffwechsel 23
Fieber 40, 43, 58, 75
Fiebermittel 20
fiebrige Entzündungsprozesse 50
Fingernägel, brüchige 58
Flaschenkinder 73
Fluor 70

Gallenkoliken 45
Gallensteine 47
Gastritis 58
Gedächtnis 20
Gefäßelastizität 55
Gelenkbeschwerden 49
Gelenke 79
Gelenkentzündung 59
Gelenkprobleme 40
Gesichtsanalyse 50
Gesichtsdiagnose 33, 40ff
Gicht 23, 24, 47, 59, 80, 81, 91
grippale Infekte 24, 60

Hahnemann, Christian Friedrich Samuel 6
Halsentzündung 60
Hämoglobin 20
Hämorrhoiden 25, 39, 60
Harnausscheidung 88
Harnsäure 23, 25
Harnsäureablagerungen 59
Hauptsalze 7
Hausapotheke 17

Hauterkrankungen 79
Hautleiden 22
Heilquelle 15
Heilsystem, biochemisches 9
Heiserkeit 42
Heiße Sieben 14, 54, 56, 69, 62
Herpes 56
Herzbeschwerden 61
Herzinfarkt 46
Herzklopfen 21
Herzkrampf 45
Herzleistung 43
Herzmuskulatur 43
Hexenschuss 61
Hickethier, Kurt 35
Hitzewallungen 61
hoher Blutdruck 79
Homöopathie 6, 11, 31
Husten 25, 42, 62, 75

Immunschwäche 53
Immunsystem 9
Infekt, grippaler 24, 60
Influenza 60
Insektenstiche 84
Iris 31f.
Irismethode 32
Ischias 23, 62, 80

Johanniskrautöl 90
Johanniskrauttinktur 90
Juckreiz 79

Kalium aluminium sulfuricum D6 80
Kalium arsenicosum D6 79
Kalium bromatum D6 79
Kalium chloratum D6 8, 20
Kalium jodatum D6 79
Kalium phosphoricum D6 21
Kalium sulfuricum D6 22
Kalium-chloratum-Salbe 83
Kaliumchlorid 9, 20
Kaliumphosphat 7, 21
Kalium-phosphoricum-Salbe 83
Kalium-sulfuricum-Salbe 83
Kalk, schwefelsaurer 25
Kalziumphosphat 19
Kapha-Typ 31
Karies 39
Katarrhe 21
Keuchhusten 62, 88
Kieferhöhlenvereiterung 63
Kieselsäure 24, 49
Kirschkernkissen 92
Kochsalz 23
Koliken 80
Konstitution 28 f.
Konstitutionstyp 27 ff
Konzentration 20
Kopfschmerz 21, 49, 63, 75
Körperbau 29
Körpereiweiß 41
Körpersignale 36
Krampfadern 19, 25, 39, 63
Krämpfe 64, 75
Krampfhusten 22, 80, 88
Krebs 46
Kretschmer, Ernst 29
Kreuzschmerzen 41
Kur 39

Langzeitbehandlung 37
Leber 87
leptosomer Typ 29
Leukozythen 25
Lidrandentzündung 64
Lithium chloratum D6 79
Luftröhrenkatarrh 42
Lungenentzündung 42, 64

Magenkoliken 45
Magenkrampf 45
Magensäure 46
Magenschmerzen 64
Magenstärkung 86
Magenverstimmungen 48
Magnesium 46
Magnesium phosphoricum D6 8, 10, 22
Magnesium-Ionen 10
Magnesiumphosphat 7, 22
Magnesium-phosphoricum-Salbe 83
Mandelentzündung 23, 42, 65
Manganum sulfuricum D6 80
Mayr, F. X. 30
Melancholie 21
Membran 7, 20, 41
Merkmale der Konstitutionstypen 39
Milchschorf 76
Milchunverträglichkeit 47
Milchzähne 77
Mineralhaushalt 10
Mineralsalz 5, 7
Mineralstoffe, essentielle 13
Mineralstoffhaushalt 13
Mineralstoffmangel 36
Mineraltherapie 7
Mineralverbindungen 9
Molekülverteilungs-Störung 10
Moleschott, Johann 5
Mundschleimhautentzündung 65
Muskelaufbau 82
Muskelkater 20
Muskelkrämpfe 8
Muskelrheuma 65
Muskelschmerzen 43
Muskelverhärtung 65
Muskelzucken 22

Nagelbettentzündung 66
Nasenbluten 40, 66, 77
Natrium 7
Natrium bicarbonicum D6 81
Natrium chloratum D6 22
Natrium phosphoricum D6 23
Natrium sulfuricum D6 24
Natrium, schwefelsaures 24
Natrium-chloratum-Salbe 84

Natrium-phosphoricum-Salbe 84
Natrium-sulfuricum-Salbe 84
Natron, phosphorsaures 23
Nebenhöhlenentzündungen 25
Nerven 89
Nervenentzündung 66
Nervenmittel 21
Nervensystem 79
nervöse Schlafstörungen 21
Neuralgien 66, 80
Nieren 23, 24, 87
Nierenentzündungen 49
Nierengrieß 25, 67
Nierenkoliken 45
Nierensteine 67

Ödeme 24, 48
Ohrenentzündungen 67

Parodontose 67
phosphorsaures Natron 23
Pigmentflecken 45
Pitta-Typ 30
Pneumonie 64
Polypen 40
Potenzen 7
Potenzierung 6
Potenzierung D6 12
Prüfungsangst 75
Pusteln 54
Pygniker 29

Rachenkatarrh 23
Rachitis 40, 49
Regeldosierung 50
Regel-Potenz 12
Regenerationsmittel 19
Reizhusten 88
Rheuma 23, 24, 47, 80, 81
Rheumaschmerzen 22
Rheumaschübe 20
rheumatische Beschwerden 47
Rheumatismus 68
Rippenfellentzündungen 42

Salbei 85
Säuren 9
Schachtelhalm 85
Schilddrüsenüberfunktion 79
Schlaf 89
Schlaflosigkeit 68
Schlafprobleme 90
Schlafstörungen 75
Schlafstörungen, nervöse 21
Schleimbeutelentzündungen 43
Schleimhaut 7, 42
Schleimhautkatarrhe 46
Schmerzen 55, 68
Schnupfen 42, 69, 75
Schöllkraut 85
Schüßler, Wilhelm Heinrich 5
Selbstheilungskräfte 10
Silicea D12 24
Silicea-Salbe 84
Sodbrennen 47, 81
Sonnerschau 35
Spasmen 64
Spitzwegerich 85
Stirnhöhlenentzündungen 25
Stoffumsatz 9
Stoffwechselmittel 22
Stoffwechselschlacken 24
Stress 89
Symptome 53

Taubheitsgefühle 40, 46
Teint 32
Therapie, biochemische 9
Traditionelle Chinesische Medizin (TCM) 33
Traurigkeit 45
Typ Calcium fluoratum 39, 74
Typ Calcium phosphoricum 40, 74
Typ Calcium sulfuricum 49, 74
Typ Ferrum phosphoricum 41, 74
Typ Kalium phosphoricum 43, 74
Typ Kalium sulfuricum 44, 74
Typ Magnesium phosphoricum 45, 74
Typ Natrium chloratum 46, 74
Typ Natrium phosphoricum 47, 74
Typ Natrium sulfuricum 48, 74
Typ Silicea 49, 74
Typ, leptosomer 29, 74
Typenlehre 29

Übergewicht 69
Übersäuerung 23, 47

Vata-Typ 31
Verdauung 23, 79
Verdauungsstörungen 48
Verletzungen 69
Verstopfung 46, 69, 75, 86
Völlegefühl 24

Wadenkrampf 45
Wasserhaushalt 23
Weichmacher 19
Weißfluss 70
Wetterfühligkeit 70
Windeldermatitis 75
Windpocken 70
Wundsein 75, 77

Zahnen 75
Zahnerkrankungen 70
Zahnfleischbluten 71
Zahnschmerzen 71, 80
Zahnschmerzen, stressbedingte 71
zelluläre Energie 9
Zincum chloratum D6 80
Zinnkraut 85

Impressum
© 2006 by Südwest Verlag, einem Unternehmen der Verlagsgruppe Random House GmbH, 81673 München

Redaktion
Nina Andres
Projektleitung
Dr. Harald Kämmerer
Bildredaktion
Tanja Nerger
Umschlaggestaltung und Konzeption:
R.M.E. Eschlbeck/Kreuzer/Botzenhardt
Satz
Der Buchmacher, Arthur Lenner, München
Herstellung
Reinhard Soll
Druck und Bindung
Weber-Offset, München

Gedruckt auf chlor- und säurearmem Papier

Printed in Germany

ISBN-10: 3-517-06987-6
ISBN-13: 978-3-517-06987-6

9817 2635 4453 6271

Über den Autor

Hans Wagner hat biologische Landwirtschaft studiert, eine journalistische Ausbildung absolviert und war Ressortchef in großen deutschen Blättern. Seit 20 Jahren schreibt er über medizinische Themen. Mehr von Hans Wagner finden Sie in seinem Gesundheitsmagazin MEDIZIN-WELT unter www.medizin-welt.info. Seine Schwerpunkte sind die Wiederentdeckung traditioneller Heilmethoden und bewährter Hausmittel.

Literatur

Jaedicke, Dr. H.G.: Dr. Schüßlers Biochemie. Weg zur Gesundheit Verlag GmbH, Dormagen 1998
Kirchmann, Dr. K.: Biochemie-Lexikon. Kirchmann-Verlag, Hamburg 1995

Hinweis

Das vorliegende Buch ist sorgfältig erarbeitet worden. Dennoch erfolgen alle Angaben ohne Gewähr. Weder Autor noch Verlag können für eventuelle Nachteile oder Schäden, die aus den im Buch gemachten praktischen Hinweisen resultieren, eine Haftung übernehmen.

Bildnachweis

AKG-Images, Berlin: 6; Gettyimages, München: 26 (Stone /Jasper James); Jump, Hamburg: 33 (Sunny), 36, 79 (A. Falck), 52 (Kristiane Vey); lizenzfrei: 21 (Gettyimages/Stockbyte Platinum); Mauritius-Bildagentur, Mittenwald: 72 (Uwe Umstätter); Okapia, Frankfurt; 8 (CMEABG-Lyon-1); Superbild, München: 63 (B.S.I.P.); Südwest Verlag, München: U1 (Irmin Eitel), 4 , 18 (Matthias Tunger), 16 (Claudia Rehm), 29 (Veronika Moga), 85 (Joachim Heller)